AF178121

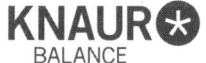

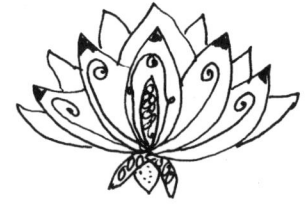

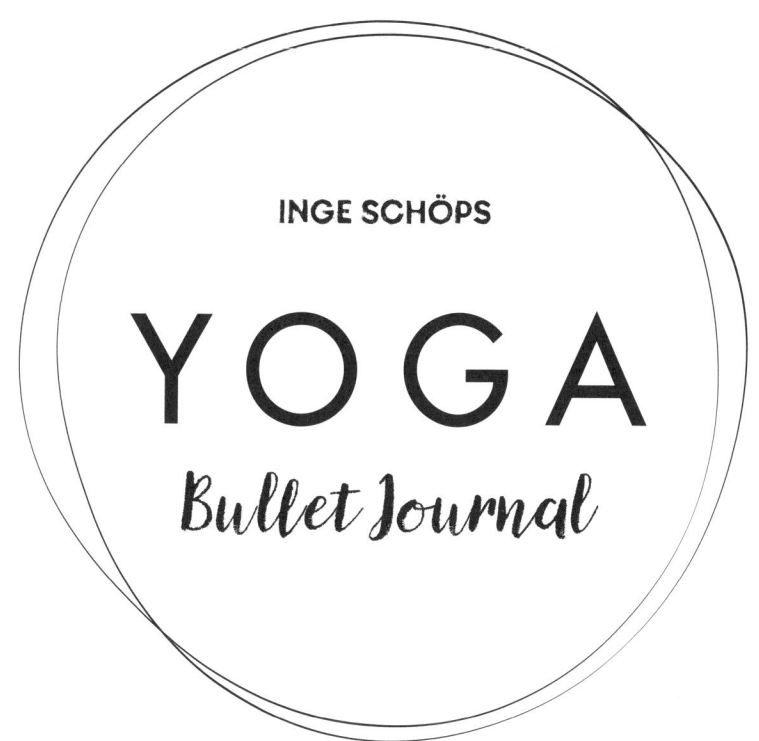

INGE SCHÖPS

YOGA
Bullet Journal

ZUR INSPIRATION UND PLANUNG
DEINER PRAXIS, WÜNSCHE UND ZIELE

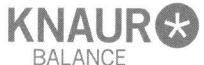

KNAUR
BALANCE

BESUCHEN SIE UNS IM INTERNET:
WWW.KNAUR-BALANCE.DE

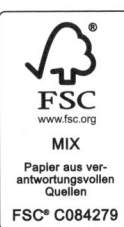

ORIGINALAUSGABE 2019
© 2019 KNAUR VERLAG
EIN IMPRINT DER VERLAGSGRUPPE
DROEMER KNAUR GMBH & CO. KG, MÜNCHEN.

ALLE RECHTE VORBEHALTEN. DAS WERK DARF – AUCH TEILWEISE – NUR MIT
GENEHMIGUNG DES VERLAGS WIEDERGEGEBEN WERDEN.

COVERGESTALTUNG: ISABELLA MATERNE
COVERABBILDUNG: BARISKINA/SHUTTERSTOCK.COM
LAYOUT UND SATZ: FRIEDERIKE NIEMEYER
ABBILDUNGEN IM INNENTEIL:
FRIEDERIKE NIEMEYER: S. 2, 3, 5, 8, 10, 11, 12, 13, 20, 22, 33, 43,
48, 50, 52, 53, 54, 57, 59, 62, 72, 73, 78, 82, 87, 92, 93, 98, 102,
110, 111, 114, 115, 120, 124, 125, 129, 134, 139, 144, 149, 154, 164, 172
VERONIKA PREISLER: S. 13, 21, 27, 29, 48, 49, 56, 77,
108, 138, 158, 159, 160, 168, 169, 170, 173
SHUTTERSTOCK.COM: S. 5, 6, 7, 8, 10, 16, 17, 18, 20, 22, 23, 24, 26, 30, 32, 34,
36, 39, 45, 46, 49, 50, 51, 56, 57, 58, 66, 68, 86, 96, 103, 111, 113, 118, 128,
138, 140, 142, 145, 148, 149, 155, 158, 165, 168, 170, 172, 173, 174, 175, 176
DRUCK UND BINDUNG: PRINT CONSULT GMBH
ISBN 978-3-426-67586-1

DIESES BULLET JOURNAL GEHÖRT

....

Let´s start at the beginning

Inhalt

Teil 1:

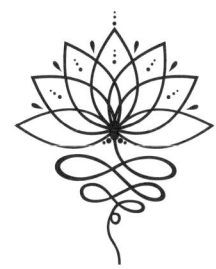

Teil 2:

Was ist ein Bullet Journal?

Seit ein paar Jahren ist der Trend »BulletJournaling®« aus den USA zu uns herübergeschwappt. Millionen von Menschen lieben es, ihr Leben in einem Bullet Journal festzuhalten. Es handelt sich dabei um eine Organisationsmethode, die Ryder Carroll auf seiner Website 2013 vorstellte. Es ist so eine Art Mix aus Tagebuch, Zeitmanagement und To-do-Listen sowie Prioritätensetzen, der auf spielerische Weise helfen soll, die tägliche Flut an Aufgaben im Blick zu haben und zu bewältigen. Das Entscheidende dabei ist, sich täglich kurz die Zeit zu nehmen, mithilfe von Notizen und sogenannten Bullets (Organisationspunkten) Ordnung in den oft so chaotischen Alltag zu bringen.

VOM BULLET JOURNAL ZUM YOGA BULLET JOURNAL

Den Grundgedanken des Bullet Journal habe ich auf das Thema »Yoga« übertragen. Wie oft habe ich schon von meinen Schülern gehört, dass es so schwierig ist, die Yoga-Praxis in den Alltag zu integrieren. Mit dem YOGA Bullet Journal hast du die Lösung dafür! Das YOGA Bullet Journal begleitet und inspiriert dich durch ein ganzes Yoga-Jahr. Du nimmst dir täglich eine bewusste Mini-Auszeit im Alltag, schaffst Raum für deine Praxis und bringst Dinge, die dir wichtig sind und die dich beschäftigen, zu Papier. Ja! Papier! Was anachronistisch klingt, hat hier System. Durch das schriftliche Festhalten schaffst du Verbindlichkeit dir selbst gegenüber und motivierst dich – schließlich hast du es selbst schwarz oder bunt auf weiß aufgeschrieben.

Und das Beste ist: Du kannst JEDERZEIT mit deinem YOGA Bullet Journal anfangen!

SO NUTZT DU DAS YOGA BULLET JOURNAL

Das YOGA Bullet Journal ist für »EveryBody« – egal, ob du jung oder alt, beweglich oder unbeweglich bist. Ebenso egal ist, ob du gerade erst einsteigst oder schon erfahrener Yogi bist oder welchen Stil du praktizierst.

Just do it & enjoy!

Das YOGA Bullet Journal regt dich an, wirklich am Yoga-Ball zu bleiben und deine Praxis in deinen Alltag zu integrieren. Lieber kurz und regelmäßig als ab und zu lang und unregelmäßig. Du kannst deine Yoga-Praxis, deine Gewohnheiten und deine Stimmung tracken und z. B. Ess- und Schlafgewohnheiten etc. mit simplen Mitteln aufzeichnen. Es ist reichlich leerer Platz vorgesehen, damit du deine Gedanken eintragen kannst, um Zusammenhänge zwischen deiner Praxis und deinem Wohlbefinden festzustellen. Mit der Praxis erkennst du deine Körper-, Gedanken- und Verhaltensmuster und lernst die negativen langsam zu verändern und die positiven zu stärken.

All you need is five minutes

Schon fünf Minuten morgens oder abends reichen aus, um deine Praxis zu tracken und deine Gedanken zu sortieren, um so die für dich richtige Balance zu finden.

Die einzige, aber gleichzeitig auch die beste Regel für das YOGA Bullet Journal ist: täglich ausfüllen, deine Visionen, Wünsche und Träume formulieren und dich dabei Stück für Stück selbst kennenlernen.

AUF DASS DU EIN GLÜCKLICHES YOGA-JAHR HAST!

SO BLEIBST DU AM YOGA-BALL

In deinem YOGA Bullet Journal findest du eine Reihe von Layouts, wie du deine Praxis, deine Gewohnheiten und auch deine Ziele und Wünsche tracken kannst. Um wirklich am YOGA-Ball zu bleiben, kann es hilfreich für dich sein, wenn du dich an die »SMART-Methode« hältst:

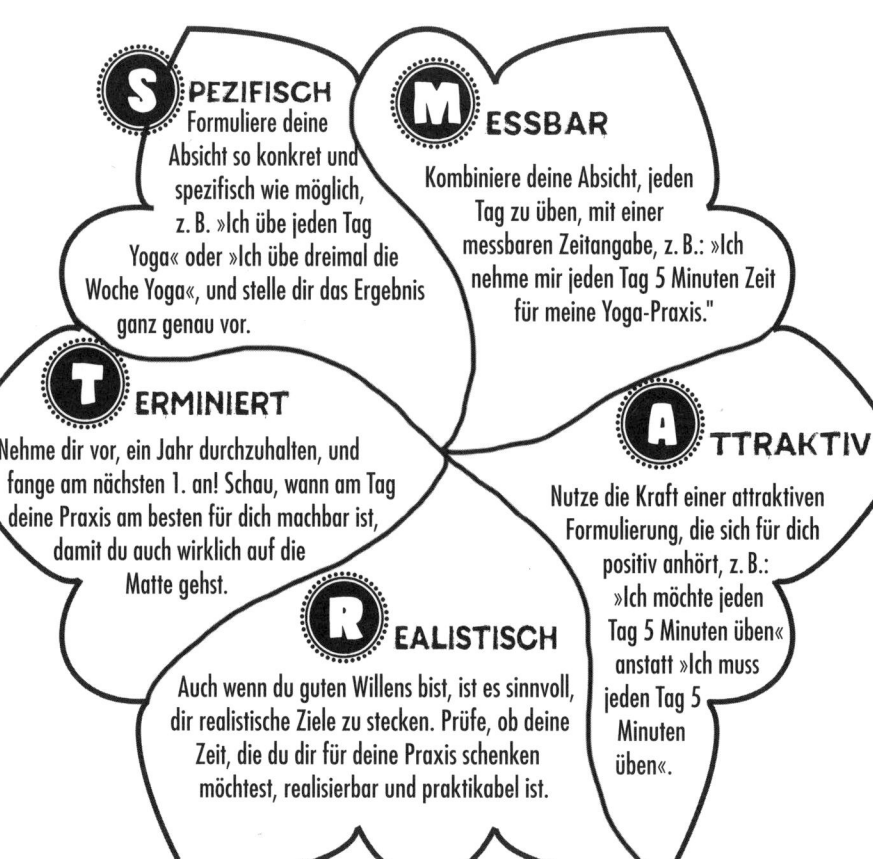

SPEZIFISCH
Formuliere deine Absicht so konkret und spezifisch wie möglich, z. B. »Ich übe jeden Tag Yoga« oder »Ich übe dreimal die Woche Yoga«, und stelle dir das Ergebnis ganz genau vor.

MESSBAR
Kombiniere deine Absicht, jeden Tag zu üben, mit einer messbaren Zeitangabe, z. B.: »Ich nehme mir jeden Tag 5 Minuten Zeit für meine Yoga-Praxis."

TERMINIERT
Nehme dir vor, ein Jahr durchzuhalten, und fange am nächsten 1. an! Schau, wann am Tag deine Praxis am besten für dich machbar ist, damit du auch wirklich auf die Matte gehst.

ATTRAKTIV
Nutze die Kraft einer attraktiven Formulierung, die sich für dich positiv anhört, z. B.: »Ich möchte jeden Tag 5 Minuten üben« anstatt »Ich muss jeden Tag 5 Minuten üben«.

REALISTISCH
Auch wenn du guten Willens bist, ist es sinnvoll, dir realistische Ziele zu stecken. Prüfe, ob deine Zeit, die du dir für deine Praxis schenken möchtest, realisierbar und praktikabel ist.

MORGENS ODER ABENDS ÜBEN?

Mit diesem kleinen Test kannst du herausfinden, ob du eher ein Morgen-mensch oder ein Abendmensch bist. So kannst du den für dich besten Zeit-punkt für deine Praxis herausfinden. Je mehr du im Einklang MIT deiner eigenen Natur bist und nicht gegen sie agierst, desto größer ist die Wahr-scheinlichkeit, dass du auf die Matte gehst! Kreuze die zutreffenden Ant-worten an.

Morgentyp   Abendtyp

ICH WACHE MEISTENS AUF

vor acht ◯   ◯ nach acht

WENN ICH AUFSTEHE

bin ich topfit ◯   ◯ noch im Schlafmodus

WENN ICH DANN AN BEWEGUNG DENKE

freue ich mich ◯   ◯ graut es mir

WANN IST MEIN KÖRPER AM GESCHMEIDIGSTEN?

vormittags ◯   ◯ nachmittags

HUNDEMÜDE WERDE ICH

vor 23 Uhr ◯   ◯ nach 23 Uhr

EMPFEHLUNG: TRADITIONELL WIRD ZWAR MORGENS GLEICH NACH DEM AUFWACHEN GEÜBT, ABER DAS KANNST DU NATÜRLICH SELBST BESTIMMEN. PLANE DEINE PRAXIS SO EIN, DASS DER ZEITPUNKT DIR ENTSPRICHT. UND NEHME DIESE ZEIT FÜR DICH GENAUSO WICHTIG WIE DEINE ANDEREN TERMINE.

Praxis-Tracker – »meine Praxis«

Mit dem Praxis-Tracker dokumentierst du deine monatliche YOGA-Praxis. Dafür schlage ich dir bestimmte Symbole vor, die du übersichtlich in den jeweiligen Monat in der Monatsübersicht »Meine Praxis« einträgst.

SYMBOLE ZUM EINTRAGEN   **EIGENE SYMBOLE***

Symbol für deine Asana-Praxis

....

Symbol für deine Pranayama-Praxis (Atemübungen)

......

Symbol für deine Meditation

....

Symbol für deine Praxis am Morgen

....

Symbol für deine Praxis am Abend

....

*WENN DU EIGENE SYMBOLE WÄHLEN MÖCHTEST, DANN KANNST DU DAS NATÜRLICH TUN.

Ebenso bestimmst du die Farben für die Länge deiner Praxis selbst:

O 10 Min.   O 20 Min.   O 30 Min.

Praxis-Mood-Tracker

Der Praxis-Mood-Tracker soll dir den Zusammenhang zwischen der Länge deiner Praxis und deiner Stimmung verdeutlichen.

Wähle die Farben für deine Stimmung aus: O supi O ganz o.k. O bescheiden O besch…

EMPFEHLUNG: NUTZE BEI DER AUFZEICHNUNG IMMER DIE GLEICHEN SYMBOLE UND FARBEN, DAMIT DU EINEN KLAREN UND SCHNELLEN ÜBERBLICK BEKOMMST.

Habit Tracker

Du wirst mit regelmäßiger Praxis feststellen, dass Yoga auf allen Ebenen wirkt – auf körperlicher, mentaler und emotionaler Ebene! Du wirst dich immer besser kennenlernen und ganz sicher auch deine Gewohnheiten und Muster erkennen.

Der Habit Tracker soll deine Gewohnheiten und Muster dokumentieren, seien sie Körper-, Gedanken- oder Verhaltensmuster. Manche Gewohnheiten werden positiv sein. Diese möchtest du natürlich verstärken bzw. mehr davon in dein Leben bringen. Wahrscheinlich hast du aber auch Muster, die dich immer wieder aus dem Gleichgewicht und deiner inneren Balance bringen. Diese Muster möchtest du mit Zeit, Geduld und liebevoller Selbstbetrachtung verändern. Oder wie der Yogi so schön sagt, zu einem positiven Muster »transformieren«. Wähle dafür im Habit Tracker eine positive Formulierung, z. B. statt »kein Junkfood essen« »5 × täglich Obst und Gemüse essen«.

Im Habit Tracker trägst du die Gewohnheiten ein, die du verstärken möchtest. Ebenso welche positiven Rituale du etablieren möchtest. Für jeden Punkt wählst du eine bestimmte Farbe, die du im gesamten YOGA Bullet Journal dafür verwendest. So kannst du immer auf einen Blick erkennen, wo du stehst, und dich leichter in deinem Journal orientieren.

POSITIVE GEWOHNHEITEN/ RITUALE	1 2 3 4 5 6 7 8 9 10 11 12 13 14 15 16 17 18 19 20 21 22 23 24 25 26 27 28 29 30 31
5 × täglich Obst und Gemüse essen	XXXX XXXX
1,5–2 Liter Wasser/Kräutertee am Tag	XX X
spazieren gehen................................	X
liebevoll mit PartnerIn umgehen..........	XXXXXXXX
Dankbarkeitsritual	
5 Minuten Time-out »Nichtstun«	XXXX XXXX
etc.	

Deine Bullets

Für dein YOGA Bullet Journal brauchst du Symbole, sogenannte Bullets, also Punkte, mithilfe derer du den Status quo deiner Gewohnheiten und Rituale sowie deiner Ziele und Wünsche festhalten kannst. Du wirst schnell merken, dass die Beschäftigung damit einiges bewirkt. Manchmal gehst du vielleicht drei Schritte vor, zwei zurück, weichst nach rechts oder nach links aus. Aber ganz sicher wird die YOGA-Praxis etwas verändern – zum Besseren! »Besser« im Sinne von dem, was dir guttut! Und was eben nicht. Ich schlage dir folgende Bullets vor:

EIGENE BULLETS*

○ das will ich verstärken/ändern ○

◉ ich arbeite dran ○

⊗ ich bin auf einem guten Weg ○

⊖ gar nicht so einfach ○

☺ yippieh – geschafft ○

*EMPFEHLUNG: DU KANNST NATÜRLICH AUCH WIEDER EIGENE SYMBOLE FÜR DEINE BULLETS FESTLEGEN. WICHTIG IST NUR, DASS DIESE IMMER GLEICH BLEIBEN. DAS WIRD DEINER ORIENTIERUNG DIENEN.

Letzte Hinweise

*D*en ersten Teil deines YOGA Bullet Journals kannst du in einem Rutsch durchlesen und deine Gedanken, Erkenntnisse, Wünsche und Ziele dazu festhalten. Oder du machst es häppchenweise. So oder so kannst du immer wieder zu diesem Teil zurückkehren, Gedanken hinzufügen und Veränderungen notieren.

Dein YOGA Bullet Journal gilt für ein Jahr und ist nach Monaten und mit je einem eigenen Thema aufgebaut.

Jeder Monat enthält eine Einführung in das Thema des Monats, Praxis des Monats, einen Praxis-Mood-Tracker, einen Habit Tracker und den Monat auf einen Blick sowie verschiedene Specials wie Count Your Blessings, Time-out etc.

Die Specials sind darauf abgestimmt, jeweils das Thema des Monats zu vertiefen. Wenn du in einem Monat zusätzlich ein Blatt mit einem Special benötigst, wähle einfach die entsprechende Vorlage aus einem anderen Monat, übertrage das Layout auf ein passendes Blatt Papier und klebe es zu dem Monat, in dem du es brauchst.

Zum Beispiel enthält dein zweiter Monat keine Vorlage für die Kontakt-pflege zu deinen Lieben, aber wenn du dieses Special in jedem Monat ha-ben möchtest, dann verwende die Vorlage aus dem ersten Monat und klebe das Extrablatt zum nächsten Monat dazu. Ebenso kannst du natürlich auch ergänzend zur Praxis des Monats die Übungen aus den vorangegangenen Monaten weiter üben.

Individualisiere jede Seite, indem du die wichtigsten Begriffe, z.B. mit einem Brushpen oder Filzstift, hervorhebst und die jeweiligen Monats- und Wochentage ausfüllst.

**Am Ende deines YOGA Bullet Journals findest du Platz,
um deine Wünsche für dein nächstes YOGA-Jahr
zu formulieren.**

Teil 1:

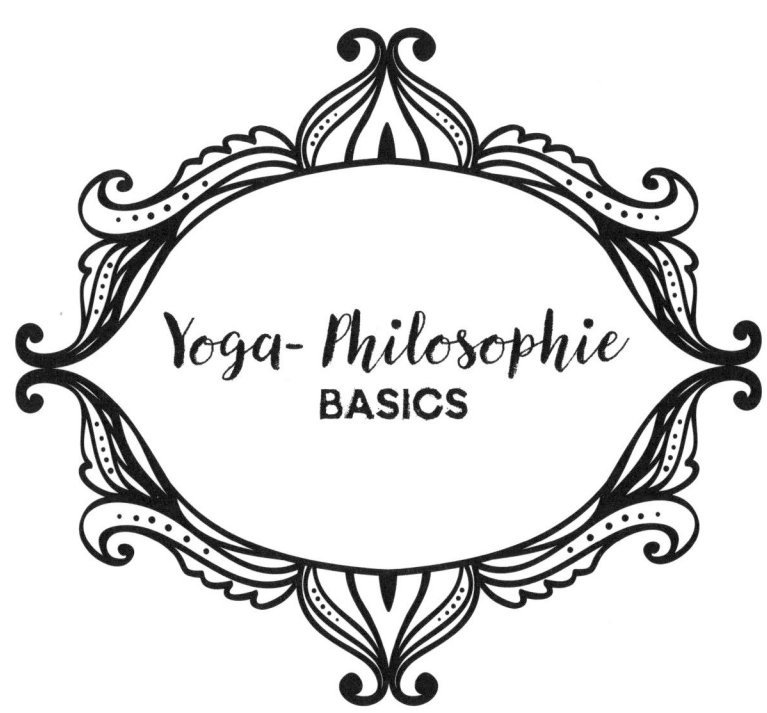

Yoga-Philosophie
BASICS

Im ersten Teil des YOGA Bullet Journals erfährst du das Wichtigste über den Hintergrund von Yoga und erhältst einen übersichtlichen Einblick in die Philosophie.

Du lernst Yoga als Weg in die Freiheit kennen …

… stellst dich deinen »Störfaktoren im Geist« (Kleshas), die das Kopfkino und die stetige Raserei in deinen Gedanken befeuern …

… erkennst dein Dharma, die Aufgabe in deinem Leben …

… und bekommst mit Patanjalis Achtgliedrigem Pfad einen praktischen, nach wie vor aktuellen Leitfaden vorgestellt, der dich sowohl körperlich und mental als auch emotional in die Balance und Ausgeglichenheit bringt.

GESTALTE DEIN YOGA BULLET JOURNAL INDIVIDUELL UND BESTIMME SELBST DIE FARBE FÜR EINZELNE AUFZEICHNUNGEN, DAS AUSMALEN DER MANDALAS ODER DER SCHMUCKSCHRIFTEN.

In diesem Teil steht dir schon reichlich leerer Platz zur Verfügung, um über diese Themen zu reflektieren und deine spontanen Gedanken zu notieren. Du kannst immer wieder zum ersten Teil zurückkehren, um im Verlauf des Jahres ganz sicher Veränderungen festzustellen.

Was ist Yoga?

DER WEG IN DIE FREIHEIT!

Du kennst es sicher auch: Wir fühlen uns den Turbulenzen des Lebens ausgesetzt, abhängig von äußeren Umständen, von Alter, Job, Kontakten, Wohlstand, Wetter, um nur einige zu nennen. Wir sind so eng mit diesen Turbulenzen verwoben, dass wir nicht das Gefühl haben, frei über unsere Geschicke und über unser Befinden entscheiden zu können. Wir meinen, wir wären an unsere Erfahrungen, Glaubenssätze und Muster gebunden, und fühlen uns oft eingeschränkt von Beurteilungen und Zwängen, von Erwartungen, Ängsten, Meinungen, Ideen und Vorstellungen, wie die Dinge und wir selbst zu sein hätten. Wie schön wäre es doch, diese Fesseln zu sprengen und die hemmenden Tendenzen in uns zu verändern.

Allerdings entpuppt sich unser Geist als ausgewachsener Störenfried auf dem Weg in die Seelenfreiheit. Die Gedanken und Gefühle, die äußere Umstände in uns auslösen, reißen uns immer wieder aus dem Zustand der Freiheit heraus, der im yogischen Sinne unser natürlicher Zustand ist. Wer kennt das nicht: Wir sitzen eigentlich im Paradies und regen uns doch darüber auf, dass es regnet, dass wir Falten bekommen, dass der Partner nicht das tut oder sagt, was wir gerade so dringend bräuchten. Oder es gibt schwerwiegendere Umstände wie Krankheit oder Verluste, die uns gänzlich aus der Bahn werfen und uns die Sicht auf das Licht versperren.

Dabei gehört all dies im yogischen Verständnis zum ewigen Zyklus des Lebens von Geburt, Leben, Tod und Wiedergeburt (Samsara), ein Zyklus ohne Anfang und Ende. In diesem Kreislauf sieht der Yogi das ewige Spiel zweier unzertrennlicher Weisen des Seins: der des universellen Bewusstseins, Purusha, und der des begrenzten Bewusstseins und der äußeren Welt, Prakriti.

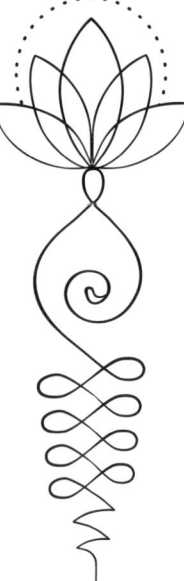

Purusha ist die beständige, zeitlose, immer existierende und unwandelbare Instanz in uns, der Raum der Freiheit, unsere Essenz, unsere wahre Natur, die auch im Zyklus des Lebens immer bestehen bleibt – auch dann noch, nachdem wir das irdische Dasein in unserer jetzigen Form hinter uns gelassen haben. Welch ein Trost!

Prakriti wiederum ist das Geformte, das sich in jedem Moment verändert und irgendwann im Zyklus des Lebens vergeht. Es ist das, was wir um uns herum sehen und wahrnehmen, bis hin zu unserem eigenen Körper, unseren Gedanken, unseren Emotionen. Aus der Sicht des Yogis ist all das nur eine vorübergehende Erscheinung. Vor diesem Hintergrund ist die meist ausschließliche Identifikation mit dem Äußeren absurd, denn die einzelnen Erscheinungen von Prakriti sind vergänglich.

Die Praktiken des Yoga leiten uns an, uns immer wieder mit Purusha, unserem tiefsten Selbst zu verbinden, das von allem Äußeren unberührt

Jenseits von richtig und falsch liegt ein Ort. Dort treffen wir uns.

Rumi

bleibt: von unserem sich wandelnden Körper, unserem herumirrenden Geist und unseren wankelmütigen Gefühlen.

Als eine der ältesten Lehren und Methoden, die sich mit der Gesamtheit des Menschen – Körper, Geist und Seele – beschäftigen, führt uns Yoga mit seinen unterschiedlichen Praktiken auf einen spannenden Weg nach innen und erforscht dabei vor allem die Struktur des Körpers und die Funktionsweise des Geistes. Über die Jahrtausende haben Yogis wirkungsvolle Übungen entwickelt, die die Störungen des Geistes vermindern oder beheben. Die Praktiken sind vielfältig und halten für jeden Typ Mensch einen adäquaten Zugang bereit. Anfänglich bestand Yoga fast ausschließlich aus der Meditationspraxis. Später ist der Weg des Körpers (Hatha-Yoga) entstanden, unter dem sich alle körperorientierten Praktiken subsumieren lassen, mit denen die meisten anfangen, wenn sie mit Yoga in Berührung kommen.

Für alle, die gerne vielseitig üben: Der Königsweg des Yoga (Raja-Yoga) folgt dem Achtgliedrigen Pfad Patanjalis. Patanjalis Yoga-Sutra ist einer der wesentlichen Grundlagentexte des Yoga und umfasst eine Kombination aus ethischem Verhalten und Übungen für Körper, Atem und Geist, die meditative Praxis mit einschließen.

Welchen Yoga-Weg wir auch immer einschlagen – das Ziel ist immer das gleiche. Wir schälen uns nach und nach aus unseren Schutzschichten und nähern uns Schritt für Schritt dem Samadhi, dem Zustand reinster Offenheit und Bewusstheit. Patanjali nennt die nicht mehr vergehende Verwirklichung dann Kaivalya, die vollkommene Befreiung. Und genau die wollen wir – nicht mehr, aber auch nicht weniger!

IN BUNTEN FARBEN AUSMALEN

om,

asato ma sat gamaya,

tamaso ma jyotir gamaya,

mrtyor ma amritam

gamaya

Führe uns vom Unwissen zur Wahrheit,
von der Dunkelheit zum Licht,
von der Limitation zur Freiheit.
Hinduistisches Mantra

Erste Erkenntnisse

ICH BIN UNRUHIG, WENN ...

ICH REGE MICH AUF, WENN ...

ICH BIN TRAURIG, WENN ...

Mach dich frei

Damit du nicht immer wieder von den äußeren Umständen aus deinem inneren Frieden herausgeholt wirst, ist es wichtig, dass du für dich definierst, wie du dich dem Zustand deiner inneren Freiheit nähern kannst.

Notiere, was du wirklich musst (z. B. Geld verdienen), was du willst (z. B. gesünder leben) und was du dafür tun könntest (z. B. Yoga üben).

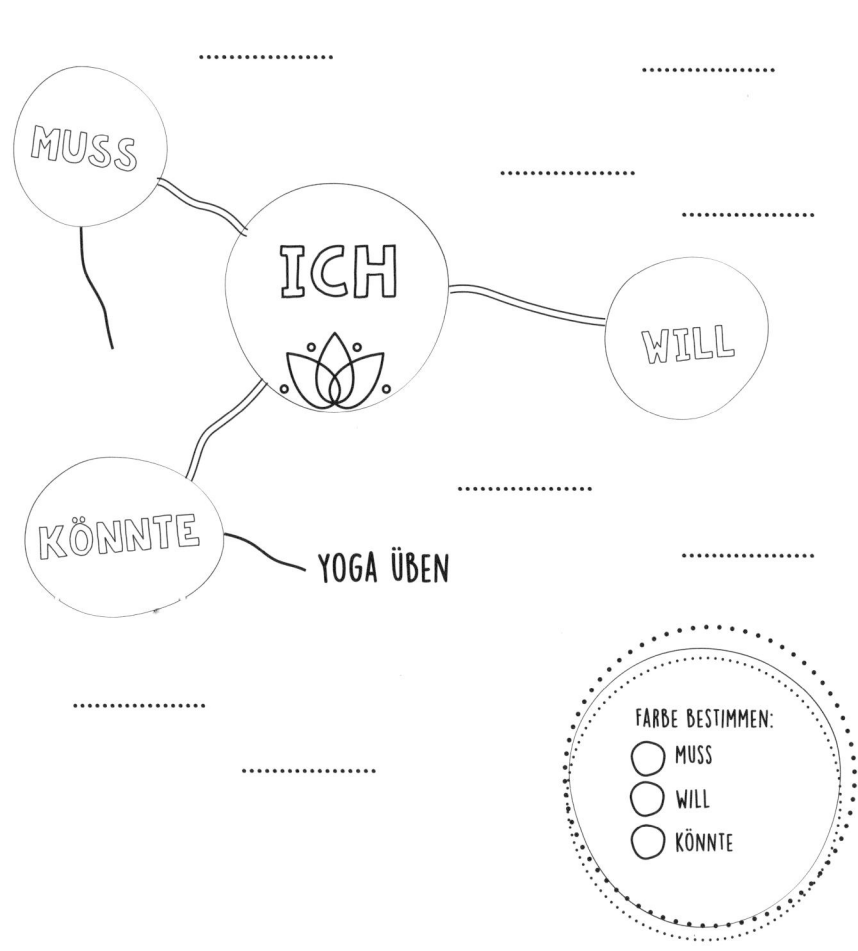

YOGA ÜBEN

FARBE BESTIMMEN:
◯ MUSS
◯ WILL
◯ KÖNNTE

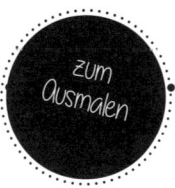

zum
Ausmalen

Life may not be the party we hoped for, but while we are here we should dance.

Verfasser unbekannt

Dein »Monkey Mind«
DIE STÖRFAKTOREN IM GEIST (KLESHAS)

Wie oft haben wir uns nicht schon vorgenommen, ruhiger und gelassener zu sein! Warum aber gelingt es uns meist nicht, in unserem Inneren diese Haltung von Freiheit und yogischem Gleichmut (Upeksha) zu bewahren? Es ist unser Geist, der uns nicht zur Ruhe kommen lässt! Um seine Funktionsweise zu verstehen, bietet es sich an, ihn einmal beim Denken zu beobachten. Den eigenen inneren Stimmen zu lauschen – diesen mehr oder weniger neurotischen Gedanken, die unaufhörlich auf unseren hilflosen Geist einhämmern – hilft uns zu verstehen, wie wir ticken. Unser Geist verhält sich nämlich nach Patanjali wie ein Affe, der von Gedankenast zu Gedankenast springt. Unser »Monkey Mind« ist wild und ungestüm und versetzt uns immer wieder in Aufruhr.

Je mehr wir unseren »Monkey Mind« füttern, desto mehr ist er in Bewegung. Ein Gedanke löst ein Gefühl aus, das löst wieder den nächsten Gedanken aus usw. Dabei lässt sich unser Geist von erlernten Gedankenmustern, Glaubenssätzen und Konditionierungen (Samskaras) leiten, die die immer wieder gleichen Gedanken- und Gefühlsschleifen wie ferngesteuert produzieren. Wer von uns kennt das nicht!

Nach Patanjali sind es dabei fünf maßgebliche »Störenfriede« (Kleshas), die unseren Geist und damit unsere Wahrnehmung der Dinge immer wieder nachhaltig beeinflussen: das Nicht-Wissen (Avidya), Ego (Asmita), Anhaftung (Raga), Ablehnung (Dvesha) und Angst (Abhinivesha).

Das Nicht-Wissen oder falsches Wissen ist sozusagen die Mutter aller Störenfriede, lässt es unsere Wahrnehmung doch niemals objektiv sein, auch wenn wir das meinen. Sie bleibt immer subjektiv und von unserem Leben geprägt: von Erfahrungen, Wünschen und Träumen, von Vorstellungen und Erwartungshaltungen – den eigenen und denen anderer. Diese grundlegende Täuschung ist nach Patanjali die Grundlage für die anderen Störenfriede.

Das Ego (Asmita) – sei es zu stark oder zu schwach ausgebildet – lässt uns alles aus unserem eigenen Selbstbild heraus betrachten, also automatisch immer verzerrt. Die Anhaftung (Raga), das »Mag-ich-will-ich«, vernebelt uns den klaren Blick auf die Dinge, wenn wir ausschließlich unsere Bedürfnisse befriedigen möchten und unseren Vorlieben nachgehen wollen, ob angemessen und sinnvoll oder nicht. Übertriebene Ablehnung (Dvesha), das »Auf-gar-keinen-Fall-(wieder-)haben-Wollen«, unabhängig davon, ob wir schlechte Erfahrungen gemacht oder einfach nur Vorurteile haben, beschränkt uns in unserer objektiven Beurteilung.

Zu guter Letzt macht uns die Angst (Abhinivesha) immer wieder zu schaffen. Natürlich gibt es sinnvolle Angst, die uns davon abhält, zu große oder gar lebensbedrohliche Risiken einzugehen, und die einen guten Schutz für uns bildet. Darüber hinaus gibt es aber auch die Angst, die uns hemmt und limitiert, die uns davon abhält, etwas auszuprobieren, was wir gerne möchten, nur weil ja etwas schiefgehen könnte. Die Angst, die uns mit Sorgen quält, dass wir etwas verlieren könnten, etwas eintrifft oder nicht eintrifft, was jenseits unserer Kontrolle ist. Letztendlich steckt die Angst vor dem Tod dahinter, herrscht doch vollkommene Ungewissheit, ob und wie es nach dem Tod weitergeht. Darüber gibt es zwar keine verlässlichen Zeugnisse, aber die Yoga-Philosophie sagt, dass unsere pure Essenz jenseits von Körper, Geist und Emotionen unsterblich ist. Was soll uns also schon passieren!

Lass ihn im natürlichen Frieden ruhen,
deinen erschöpften Geist,
auf den Karma und neurotische Gedanken
unaufhörlich einhämmern.
Sogyal Rinpoche

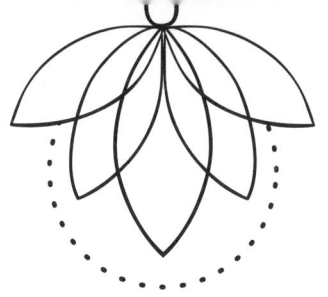

Stellen wir uns einfach einmal vor, wie es wäre, wenn wir uns von allen physischen, mentalen und emotionalen Schichten unseres Daseins frei machen könnten: von all den Interventionen unseres Geistes, all dem Bedenken, aller Kritik, allen Zweifeln, all dem »Wenn und Aber«. Wie es wäre, wenn wir frei wären von Meinungen anderer oder der eigenen, frei von Gewohnheiten, von Verhaltensmustern. Frei von all den Erinnerungen an unsere guten und schlechten Erfahrungen aus diesem und – wer weiß – vielleicht auch aus anderen Leben. Wenn wir frei wären vom Ego, frei von Erwartungen, Wünschen, Bedürfnissen, frei von Abneigungen, frei von Ängsten. Was wäre das für eine immense innere Ruhe und Gelassenheit!

Und dieser können wir uns durch das Üben der Yoga-Praktiken annähern. Wir lernen, unserem »Monkey Mind« immer weniger Futter zu geben. Je weniger wir auf die eigenen, oft quälenden Gedanken reagieren, desto größer ist die Chance, dass wir zur Ruhe kommen. Aus dieser Ruhe heraus können wir unsere Brille ablegen, durch die wir die Welt betrachten und die unsere Wahrnehmung subjektiv eintrübt, um die Dinge so zu sehen, wie sie sind. Mit einem klaren und ungetrübten Geist, ohne die Gedankenketten, die losrasen, wenn sie einmal durch einen Impuls in Gang gesetzt sind. Wir können diese Qualität des Gleichmuts entwickeln, im Inneren immer gleich ruhig und gelassen zu sein, egal, was im Außen passiert. Natürlich ist es nicht möglich, alle äußeren Umstände zu beeinflussen. Aber wir können innehalten und unsere automatischen Reiz-Reaktions-Schemata anhalten und durchbrechen, um dann bewusst zu entscheiden und ruhig und gelassen zu reagieren. Vielleicht nicht immer, aber immer öfter!

> *Yoga ist jener innere Zustand, wenn die seelisch-geistigen Vorgänge zur Ruhe kommen.*
>
> **Yoga-Sutras 1.2.**

Time-out

NUR FÜR MICH

In welchen Situationen ist mein Ego zu groß/zu klein?

Ist mein Ego eher zu groß/zu klein?

Was will ich nicht?

Und wehe, ich bekomme es doch

Was will ich unbedingt?

Und wehe, ich bekomme es nicht

Wovor habe ich Angst?

FARBE BESTIMMEN UND IN DIESER FARBE SCHREIBEN

◯ Ego   ◯ Ablehnung
◯ Anhaften ◯ Angst

Habit Tracker

Der Habit Tracker kommt immer wieder in jedem Monat vor. Im Verlauf der Monate notierst du, wie du deine positiven Gewohnheiten etablierst und stärkende Rituale in dein Leben bringst. Am Ende eines Quartals kommst du auf diese Seite zurück und notierst mit deinen Bullets den Status quo.

BULLETS
EINTRAGEN

Quartal

Welche positiven Gewohnheiten
möchte ich etablieren?

I   II   III   IV

○   ○   ○   ○

○   ○   ○   ○

○   ○   ○   ○

○   ○   ○   ○

Welche stärkenden Rituale möchte
ich einführen?

○   ○   ○   ○

○   ○   ○   ○

○   ○   ○   ○

○   ○   ○   ○

○   ○   ○   ○

ÜBE UND ALLES KOMMT

Unabhängig davon, welchen Stil du übst oder welche Praxis du bevorzugst, kannst du mit dem YOGA Bullet Journal üben. Dennoch empfehle ich, immer wieder in angeleitete Stunden zu gehen und neue Stile auszuprobieren, um deinen Yoga-Horizont zu erweitern und nicht in Mustern auf der Yoga-Matte stecken zu bleiben … :-) Entweder live vor Ort oder im Netz. Hier eine Auswahl der gängigen Yoga-Stile:

ACRO YOGA ○ AERIAL YOGA ○ ANUSARA YOGA ○ ASHTANGA YOGA ○ BIKRAM YOGA ○ CROSSFIT YOGA ○ DRU YOGA ○ FASZIEN YOGA ○ GESICHTSYOGA ○ HATHA-YOGA ○ HORMON-YOGA ○ HOT YOGA ○ IYENGAR-YOGA ○ JIVAMUKTI YOGA ○ KARMA YOGA ○ KUNDALINI YOGA ○ KRIYA YOGA ○ LACH-YOGA ○ LUNA YOGA ○ POWER YOGA ○ SIVANANDA YOGA ○ SUP YOGA ○ TRI YOGA ○ VINI YOGA ○ VINYASA YOGA ○ YIN YOGA ○ YOGA DANCE ○ YOGALATIS ○

FARBE BESTIMMEN

↘ ○ kenne ich
○ möchte ich kennenlernen
○ interessiert mich nicht

Practice and all is coming.

Pattabhi Jois

Task Force
DEINE AUFGABE IM LEBEN

Mit nichts Geringerem als deiner Aufgabe im Leben beschäftigst du dich in diesem Kapitel. Aber welche ist das? Die Welt ist voller Möglichkeiten! Das ist einerseits ein großes Stück Glück, hast du doch wirklich die Wahl, das zu tun, was dir entspricht. Andererseits ist es die Qual der Wahl, willst du herausfinden, was deinem tiefsten Inneren wirklich entspricht. Um dann alle die schier unzähligen Entscheidungen, die jeder Tag mit sich bringt, danach auszurichten. Denn selbst die alltäglichsten Entscheidungen können unser Leben nachhaltig beeinflussen. Eine Entscheidung für etwas ist auch immer eine Entscheidung gegen etwas anderes. Dieses Dilemma kann – wie du sicher schon erlebt hast – schon bei kleinen Entscheidungen schwierig genug sein, bei den großen Lebensentscheidungen erscheint es oft unlösbar. Was hilft? Zu wissen, wo deine berühmt-berüchtigte eigene Mitte liegt, was dir wirklich wichtig ist und in welche Richtung du dich bewegen möchtest.

Das alles umfassende Weltgesetz Dharma (Stütze, Gesetz, Pflicht) ist in der Yoga-Philosophie der Schlüssel zur stabilen Mitte, bedeutet es doch nichts anderes, als entsprechend der eigenen Natur zu leben und seine Berufung zu finden. Leichter gesagt als getan. So tut sich zum Beispiel Arjuna (Kriegsherr in der Bhagavad Gita) schwer, angesichts einer unmittelbar bevorstehenden Schlacht gegen seine Verwandten den Befehl zur Attacke zu geben. Er fühlt sich unfähig, eine Entscheidung zu treffen. Kämpft er nicht, gehen seine Untertanen, sein Reich und er selbst unter. Kämpft er, muss er das Schwert gegen seine nächsten Verwandten und Freunde richten und kommt vielleicht selbst um.

Was für ein furchtbares Dilemma. In seiner Verzweiflung

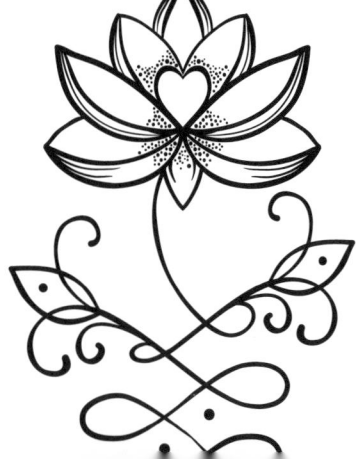

kommt ihm Krishna zu Hilfe, einer der Avatare des Gottes Vishnu, der ihm erläutert, dass jeder Mensch eine Bestimmung in seinem Leben zu erfüllen hat. Seine Natur sei die eines Kriegers, und demzufolge sei es nun einmal Arjunas Pflicht zu kämpfen. Er fordert Arjuna auf, seinen Dharma, nachdem er ihn erkannt und akzeptiert hat, mit all seinen Kräften und Fähigkeiten ohne Wenn und Aber zu erfüllen. Dabei komme es jedoch nicht auf das Resultat, sondern ausschließlich auf sein Handeln an, er müsse also lernen, die Früchte seines Handelns loszulassen.

So einfach ist das also. Berufung finden, dein Denken, deine Entscheidungen und dein Handeln fokussiert darauf ausrichten, das Resultat loslassen und darauf vertrauen, dass das alles irgendwie Sinn ergibt – und schon hast du deine stabile Mitte. Nicht immer ganz einfach. Aber jeder, der dieses süße Gefühl »Das ist das, was ich tun möchte! Deshalb bin ich

hier!« kennt, weiß, dass es dann keinen Zweifel und kein Hadern mit dem vermeintlichen Schicksal mehr gibt. Und das kann jeder herausfinden – du auch!

Auch du hast eine innere Stimme, die genau weiß, was du tun willst, was dich von innen heraus stabil macht und ungeahnte Kräfte entwickeln lässt. Vielleicht hast du nur aus den unterschiedlichsten Gründen verlernt, auf diese innere Stimme zu hören. Die Stimme der eigenen Vernunft tönt vielleicht lauter, oder die der Eltern, des Partners, der Freunde. Oder die Stimme, die uns nicht zutraut, unseren Dharma gegen Widerstände zu leben. Yoga bietet einen unerschöpflichen Fundus an Praktiken, diese innere Stimme zu hören, sie ernst zu nehmen und zu stärken. Damit du dich stabil, präsent und fokussiert auf das Wesentliche ausrichten und die Aufgabe, die ansteht, erfüllen kannst. Ganz so wie unser Freund Arjuna.

Nicht weil es schwer ist, wagen wir es nicht, sondern weil wir es nicht wagen, ist es schwer.

Seneca

Meine Werte

WAS IST MIR WIRKLICH WICHTIG?

ABENTEUER
ANERKENNUNG
AUTHENTIZITÄT EHRLICH-
KEIT EMPATHIE ENTWICK-
LUNG ERFOLG FAIRNESS FAMI-
LIE FREIHEIT GERECHTIGKEIT
GESUNDHEIT KARRIERE HERAUSFORDE-
RUNG HILFSBEREITSCHAFT HUMOR KON-
TROLLE KREATIVITÄT LEIDENSCHAFT LEIS-
TUNG LIEBE LOYALITÄT MACHT NACH-
HALTIGKEIT NÄHE OBJEKTIVITÄT OFFEN-
HEIT OPTIMISMUS ORDNUNG RESPEKT
RUHM SICHERHEIT SPIRITUALITÄT TO-
LERANZ TREUE UNABHÄNGIG-
KEIT VERANTWORTUNG VERLÄSS-
LICHKEIT VERTRAUEN
WOHLSTAND ZUGEHÖ-
RIGKEIT

FARBE BESTIMMEN UND IN DIESER FARBE AUSMALEN →

○ Ohne kann und will ich nicht!
○ Machen das Leben deutlich schöner!
○ Nice to have, aber es geht auch ohne!

Essentials

WIE SIEHT ES IM MOMENT AUS?
LEBE ICH SO, WIE ES MIR ENTSPRICHT?

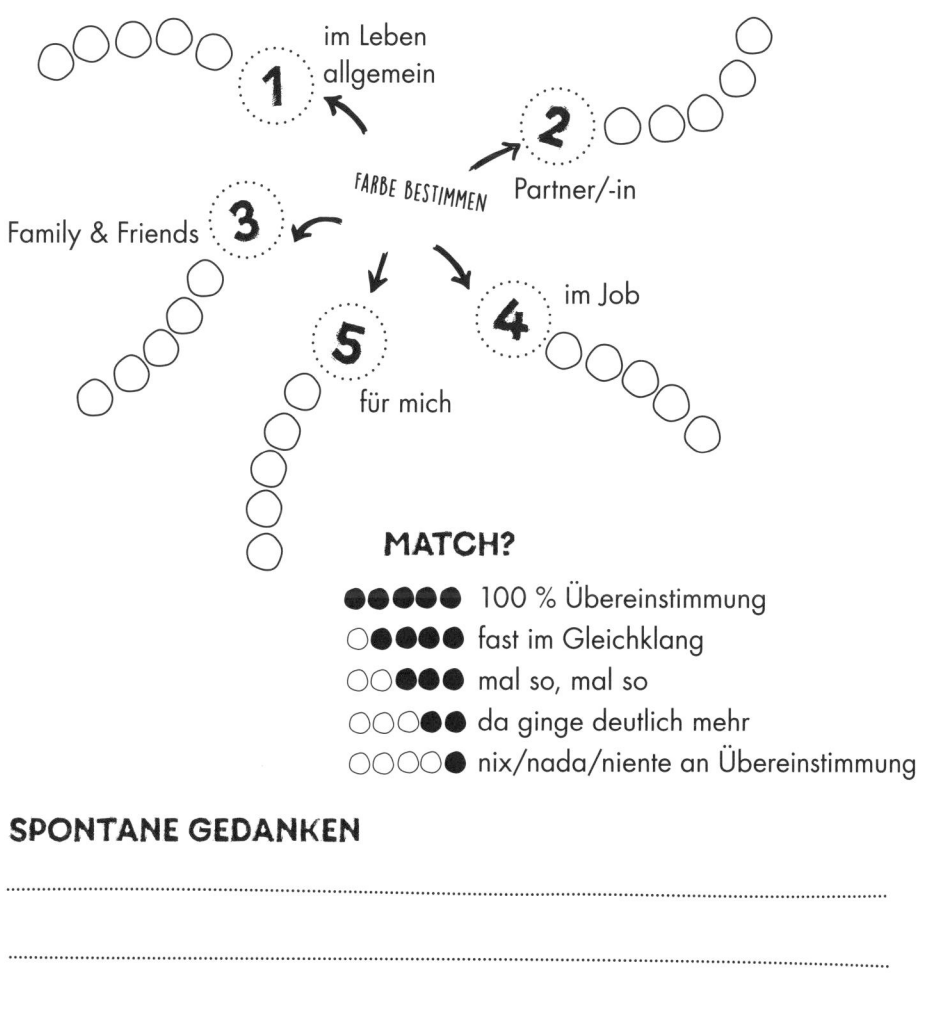

1 im Leben allgemein

2 Partner/-in

FARBE BESTIMMEN

3 Family & Friends

4 im Job

5 für mich

MATCH?

●●●●● 100 % Übereinstimmung
○●●●● fast im Gleichklang
○○●●● mal so, mal so
○○○●● da ginge deutlich mehr
○○○○● nix/nada/niente an Übereinstimmung

SPONTANE GEDANKEN

....

....

....

In My Wildest Dreams!

WAS WÜNSCHE ICH MIR WIRKLICH?

FARBEN VON VORHERIGER SEITE NEHMEN UND IN DIESER FARBE SCHREIBEN ↓

1 im Leben ....

....

2 Partner/-in

....

3 Family & Friends ....

....

4 im Job ....

....

5 für mich ....

....

WAS WILL ICH KONKRET DARAN TUN, DAMIT ICH DAS LEBE, WAS MIR ENTSPRICHT?

Ziele/Wünsche formulieren und am Ende eines Quartals Status quo mit Bullets (siehe Seite 14) notieren.

Quartal
I II III IV

Wunsch

MIT GLEICHER FARBE WIE AUF S. 32 SCHREIBEN ↓

1 im Leben

○○○○
○○○○

....

....

2 Partner/in

○○○○
○○○○

....

....

3 Family & Friends

○○○○
○○○○

....

....

4 im Job

○○○○
○○○○

....

....

5 für mich

○○○○
○○○○

....

....

Glücklich

MIT PATANJALIS ACHTGLIEDRIGEM PFAD

Ein sinnvolles Leben zu führen, das dir entspricht – wer will das nicht! Aber bedeutet dies, wir könnten das, was wir für richtig halten, ohne Rücksicht auf Verluste und auf andere durchsetzen, weil es ja schließlich unser Dharma ist? Dürfen wir nach Herzenslust egoistisch und nur auf unseren eigenen Vorteil bedacht handeln? Wir ahnen die Antwort: Das kann es wohl nicht sein. Zu viele Dharmas von zu vielen Lebewesen kämen sich in die Quere. Nur, wie können wir einerseits sinnvoll unser Leben führen, andererseits aber nicht auf Kosten anderer? Wie können wir Egoismus, Selbstgefälligkeit, Ehrgeiz, Unzufriedenheit und Kälte in uns selbst begegnen, um nur ein paar Hindernisse auf dem Weg zu nennen. Und wie sollen wir mit dem ganzen Ärger, dem Grauen, der Unsicherheit um uns herum umgehen? Wir können ganz sicher sofort bei uns selbst beginnen. Wir können uns von unserem eigenen Leid befreien – denn damit fängt alles an.

Nach Buddha fragt sich ein weiser Mensch: »Was habe ich bisher getan, um mich von meinem Leiden zu befreien?« Davon ausgehend, dass alles, was uns im Leben begegnet, letztendlich Resultat unseres eigenen Handelns ist. Auf dieser Grundannahme basiert auch die Yoga-Philosophie. Jedes Wesen ist das Ergebnis des im jetzigen (oder in vorangegangenen Leben ... :-)) angesammelten Karmas – frei nach dem Motto: »What goes around, comes around – wie du in den Wald hineinrufst, so schallt es heraus.« So kann jeder seine Aufgabe, seinen Dharma, im Rahmen seiner Möglichkeiten und seines bislang angesammelten Karmas erfüllen und dabei ab jetzt möglichst wenig schlechtes Karma aufbauen. Simpel ausgedrückt: Je weniger schlechtes Karma in einem Leben angesammelt

wird, desto glücklicher lebt es sich. Das Ziel ist es, das Selbst (Atman) mit dem Göttlichen (Brahman) zu vereinen und so eines schönen Tages aus dem ewigen Zyklus von Geburt, Leben, Tod und Wiedergeburt (Samsara) aussteigen zu können. Auch wenn sich dieses Konzept der Wiedergeburt nicht für jeden auf Anhieb erschließt, erleichtert es doch das hiesige Leben immens, wenn wir so wenig Schaden wie möglich anrichten. Patanjali empfiehlt den Achtgliedrigen Pfad (Ashtanga Marga), um den Königsweg (Raja-Yoga) zu bestreiten und unseren Dharma zu leben, dabei aber so wenig wie möglich schlechtes Karma anzusammeln. Wenn wir geduldig und stetig der Praxis des Raja-Yoga nachgehen, können wir die Ursachen für unser Leid erkennen. Zur

Dein Geist ist kein Käfig, er ist ein Garten. Und der muss gehegt und gepflegt werden.

Libba Bray

Erinnerung: Die Hauptstörenfriede in unserem Geist sind Nicht-Wissen genährt durch Ego, Anhaftung, Ablehnung und Angst. Wir verstehen im Zusammenhang mit den Konzepten Dharma und Karma sofort, warum es sinnvoll ist, den Einfluss dieser Störfaktoren auf unser Leben zu vermindern oder gar zu vermeiden, denn sie erzeugen nichts als Leid für uns und andere. Der Achtgliedrige Pfad ist eine Sammlung konkreter, praktischer und sehr lebensnaher Übungen. Die ersten beiden Glieder – Yama und Niyama – sind eine Art ethischer Verhaltenskodex. Die anderen Glieder beinhalten eher praktische Körper-, Atem- und Meditationsübungen, sodass Yoga auf allen Ebenen wirken kann – physisch, mental und emotional. Auf einen Blick:

1. **Yama – der Umgang mit der Umwelt:**
   Gewaltlosigkeit (Ahimsa), Wahrhaftigkeit (Satya), Nicht-Stehlen (Asteya), Maßhalten (Brahmacharya) und Nicht-Horten (Aparigraha)
2. **Niyama – der Umgang mit sich selbst:**
   Reinheit (Shaucha), Zufriedenheit (Santosha), Selbstdisziplin (Tapas), Selbstreflexion (Svadhyaya) und Vertrauen in eine höhere Kraft Ishvara Pranidhana)

3. **Asana – der Umgang mit dem Körper**
4. **Pranayama – der Umgang mit dem Atem**
5. **Pratyahara – der Umgang mit den Sinnen**

6. bis 8. Samyama – der Umgang mit dem Geist:
6. **Dharana – Konzentration**
7. **Dhyana – Versenkung/Meditation**
8. **Samadhi – Erleuchtung/Glückseligkeit**

Zunehmende innere Freiheit kann nach Patanjali nur dann erreicht werden, wenn es uns gelingt, durch einen bewussten Umgang mit den Störfaktoren des Geistes deren Einfluss auf die eigene Wahrnehmung und das Handeln zu mildern. Ashtanga Marga wird zwar Achtgliedriger Pfad genannt, muss aber nicht einen Schritt nach dem anderen absolviert oder gar gemeistert werden. Je nach Persönlichkeitstyp finden wir unseren eigenen Zugang zum Yoga.

Die meisten Menschen nähern sich über die Asana-Praxis, manche über die Meditation bzw. die Atemübungen oder andere über die Philosophie. Der ethische Verhaltenskodex von Yama und Niyama entwickelt sich häufig erst nach und nach.

Meist spüren wir zunächst nur, dass Yoga irgendwie wirkt – nicht nur auf körperlicher, sondern auch auf mentaler und emotionaler Ebene, ob wir das wollen oder nicht. Dann fangen wir vielleicht an, uns für die Hintergründe von Yoga jenseits der rein physischen Praxis zu interessieren, und lesen uns in die

Das Zur-Ruhe-Kommen des Geistes erlangt man durch Üben und Loslassen.

Yoga-Sutras 1.12.

Geschichte und Philosophie ein. So oder so bleibt das Ziel des Raja-Yoga, alle Glieder möglichst zeitgleich und gleichwertig zu berücksichtigen.

Um unsere kreativen Störenfriede im Geist (Kleshas) und cleveren Gedanken- und Verhaltensmuster (Samskaras) zu bezwingen, bedarf es unserer ganzen Aufmerksamkeit. Wir tappen immer wieder gern – durchaus auch sehenden Auges und wider besseres Wissen – in die eigenen gleichen Fallen. Wir erhalten einen Impuls, und schon geht unser Reiz-Reaktions-System auf Autopilot. Diese Schemata umzuprogrammieren ist nicht einfach. Aber steter Tropfen und viel Humor höhlen auch den hartnäckigsten Samskara. Wir bewegen uns mit der Praxis in einem ständigen Prozess auf das Freisein zu und werfen immer wieder einen kurzen Blick auf das Paradies, das in uns und jenseits von allem liegt. Um dann wieder vom normalen Leben, unseren Befindlichkeiten und Begehrlichkeiten eingeholt zu werden. Nächster Versuch. Denn im täglichen Leben ist es eine besondere Herausforderung, den Yoga-Weg einzuhalten. Jeder

Tag konfrontiert uns bei vielerlei Gelegenheiten mit der Frage, ob und inwieweit sich die Yamas und Niyamas einhalten lassen. Unser innerer Schweinehund will uns immer wieder gern von der Asana- und Meditationspraxis abhalten. Nachsicht und Rücksicht uns selbst gegenüber und eine große Portion Humor lassen uns die eigenen Fortschritte, aber auch Rückschläge beobachten und diesen Weg als fortwährenden Prozess betrachten.

Auch wenn es uns vielleicht nie ganz gelingen wird, uns von unseren Kleshas und Samskaras zu befreien, erkennen wir doch mit kontinuierlicher Praxis und mit einem offenen Geist und Herzen zunehmend die eigenen Muster und Blockaden und lernen, mit ihnen immer bewusster umzugehen. Wir werden so mit der Zeit nicht nur innen und außen unwiderstehlich schön, sondern auch immer

freier. Denn dieser jahrtausendealte Pfad führt automatisch zu einem größeren persönlichen Wohlbefinden – unabhängig davon, an welchem Punkt unserer Entwicklung wir anfangen. Eventuell brauchen wir etwas länger, um das Glück und die Freiheit in uns selbst zu finden, aber so oder so finden wir größere Harmonie mit uns und unserer Umwelt. Was immer wir in den Zyklus des Lebens hineingeben, kommt auf irgendeine Art und Weise zu uns zurück. Ergo: Je mehr Schönes wir ausstrahlen, desto mehr Schönes kommt auch zu uns zurück. Je freier wir sind, desto größere innere Gelassenheit verspüren wir und desto leichter lässt es sich mit den Unwägbarkeiten des Lebens umgehen. Raja-Yoga, der Königsweg, ist ein lohnenswerter Weg, um sich reich zu fühlen, aus dem Vollen zu schöpfen und sein ganzes Potenzial in aller Pracht zu entfalten.

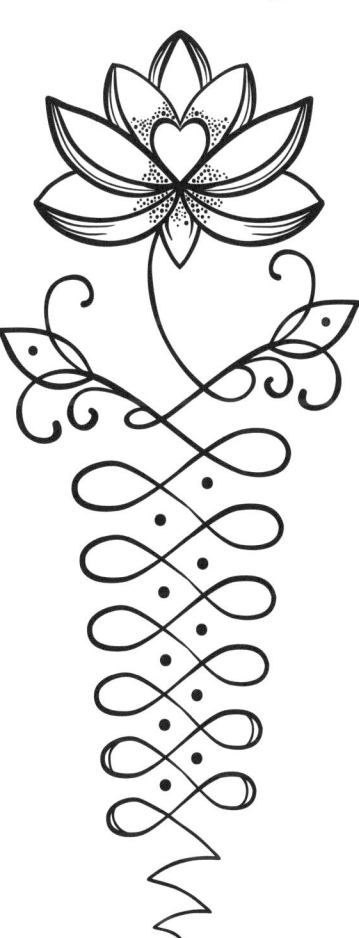

Time-out mit mir

WIE VERHALTE ICH MICH?

YAMAS: MEIN UMGANG MIT MEINER UMWELT

Quartal

	I	II	III	IV
1. Bin ich liebevoll und gewaltfrei mir und anderen gegenüber?	○	○	○	○
2. Bin ich ehrlich und authentisch mir und anderen gegenüber?	○	○	○	○
3. Bestehle ich andere, oder bereichere ich mich an anderen?	○	○	○	○
4. Finde ich das richtige Maß für mich in meinem Tun?	○	○	○	○
5. Halte ich an allem fest, oder kann ich loslassen?	○	○	○	○

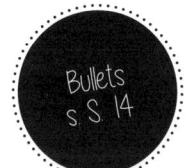

Bullets
s. S. 14

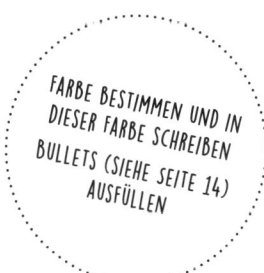

FARBE BESTIMMEN UND IN DIESER FARBE SCHREIBEN BULLETS (SIEHE SEITE 14) AUSFÜLLEN

NIYAMAS: MEIN UMGANG MIT MIR SELBST

Quartal

	I	II	III	IV

1. Bin ich »rein« im Außen (Ordnung) und Innen (Gedanken)?

◯ ◯ ◯ ◯

....

2. Bin ich zufrieden mit dem, was ich habe und wie ich lebe?

◯ ◯ ◯ ◯

....

3. Entwickele ich Disziplin, um etwas zu erreichen?

◯ ◯ ◯ ◯

....

4. Reflektiere ich über mein Handeln?

◯ ◯ ◯ ◯

....

5. Habe ich Urvertrauen bei dem, was nicht in meiner Hand liegt?

◯ ◯ ◯ ◯

....

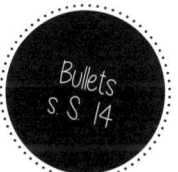

Bullets
s. S. 14

Tipps für die Praxis

IMMER UND ÜBERALL:

Du kannst zu jeder Zeit und an jedem Ort üben. Du brauchst theoretisch noch nicht einmal eine Matte. Dennoch kannst du dir deine Praxis mit ein paar Dingen angenehmer gestalten: mit einer rutschfesten Yoga-Matte, einem festen Kissen, einem Yoga-Block, einer Decke, bequemer Kleidung, in der du dich gut bewegen kannst, idealerweise im »Zwiebellook«, sodass du dich nach Belieben an- und ausziehen kannst.

DEINE OPTIMALE ÜBUNGSZEIT:

Traditionell gilt in Indien der frühe Morgen als beste Übungszeit. Aber je nachdem, ob du eine Lerche oder Eule bist (siehe Seite 11), findest du eine Zeit, wann eine Praxis realistisch am besten in deinen Tagesablauf passt.

BEREITE DICH VOR: Iss bis zu vier Stunden vorher nichts Schweres und bis zu zwei Stunden vorher nur noch etwas Leichtes. Es ist nicht unbedingt erforderlich, während der Yoga-Praxis etwas zu trinken, es sei denn, du verdurstest oder drohst zu kollabieren.

Jeder Morgen bietet die Chance eines gesamten Tages.

Ernst R. Hauschka

HIER IST VORSICHT GEBOTEN:

Grundsätzlich solltest du keine körperlichen Beschwerden haben, um mit der Yoga-Praxis zu beginnen. Besondere Vorsicht ist geboten, wenn du krank warst oder unter niedrigem Blutdruck leidest (dann langsamer und sanfter üben), du deine Menstruation oder Nackenprobleme hast (Vorsicht bei Umkehrhaltungen). **NICHT ÜBEN SOLLTEST DU,** wenn du dich sehr erschöpft fühlst, akut erkrankt bist oder an einer Infektion oder Entzündung leidest, du akute Schmerzen oder akute Rückenprobleme hast. Solltest du unter chronischen Erkrankungen wie Arthrose, Asthma oder hohem Blutdruck leiden oder schwanger sein, besprche dich mit einem Arzt.

LAST, BUT NOT LEAST: Kein Buch kann einen »Live-Unterricht« ersetzen, auch wenn es sorgfältig und mit viel Herzblut geschrieben ist. Gehe deshalb immer mal wieder in eine angeleitete Stunde!

EAT
SLEEP
HUG
KISS
DANCE
CHANGE THE WORLD
REPEAT

Michael Franti

in bunten
Farben
ausmalen
→

Die positiven Wirkungen

DES YOGA

Yoga hält wirklich für jeden etwas bereit. Es ist ein großartiger Weg, dich selbst über deinen Körper zu entdecken. Wahrscheinlich erfährst du die eine oder andere Grenze, die dir dein Körper setzt. Behalte beim Üben auf jeden Fall immer eine genussvolle, spielerische Art und Weise bei. Versuche nicht, etwas zu erzwingen, wofür dein Körper (noch) nicht bereit ist. Es gibt kaum einen anderen so umfangreichen und ganzheitlichen Ansatz, der dich auf allen Ebenen erreicht und dich körperlich, mental und emotional so fit und gesund hält wie Yoga.

Es lohnt sich: Nicht nur, aber auch im Alltag. Innere Freiheit und inneres Glück – unabhängig davon, was im Außen tobt – sind das hehre Ziel von Yoga. Nicht mehr, aber auch nicht weniger.

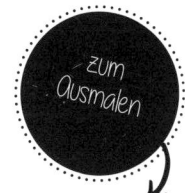

zum Ausmalen

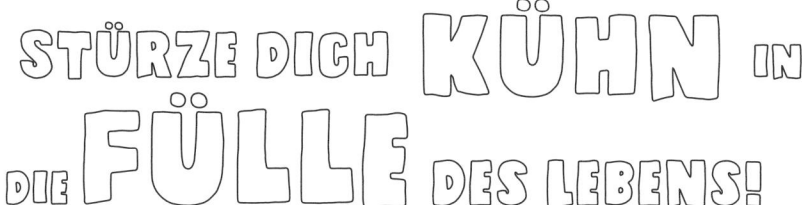

STÜRZE DICH KÜHN IN DIE FÜLLE DES LEBENS!

Johann Wolfgang von Goethe

Du fühlst dich kraftvoller,
ausdauernder und flexibler. +++ Du löst
Verspannungen, linderst Beschwerden
und bist insgesamt geschmeidiger. +++
Du wirkst dem natürlichen
Alterungsprozess entgegen. +++ Du
bist stressresistenter und fühlst dich
ruhiger, entspannter und
ausgeglichener. +++ Du bist
konzentrierter und fokussierter. +++
Du bist mutiger und selbstbewusster
und erkennst deine Bedürfnisse und
Wünsche besser. +++ Du lernst dich
selbst und andere besser kennen,
akzeptieren und lieben. +++ Du bist im
Einklang mit deinem Körper, deiner
Gedanken- und Gefühlswelt und mit
allem um dich herum. +++

Teil 2:

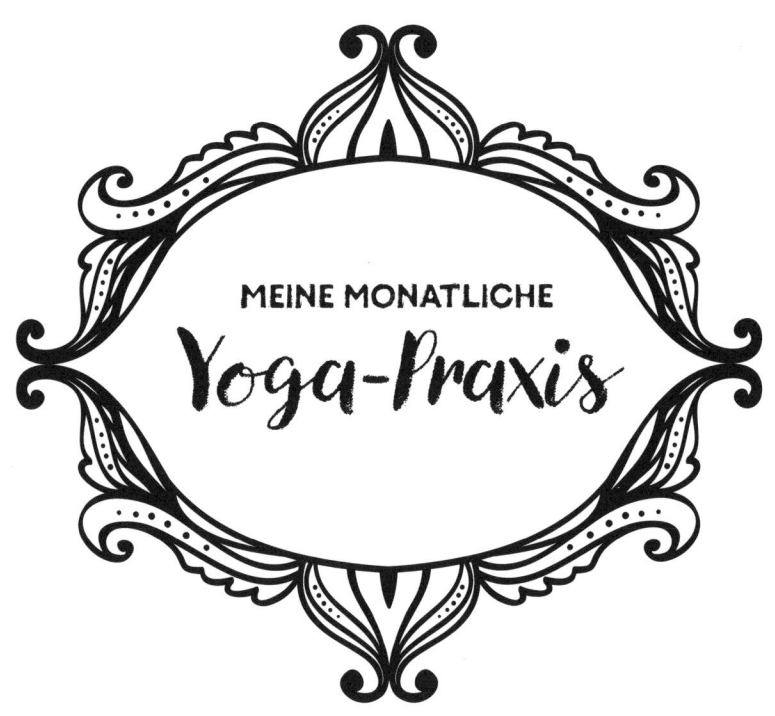

MEINE MONATLICHE
Yoga-Praxis

Im zweiten Teil startest du mit deinem YOGA-Jahr. Darin setzt du alles um, was du im ersten Teil über dich erfahren hast und in dem jeweiligen Monat erfährst, und füllst die Seiten mit Leben. Mit deinem großartigen und einzigartigen Leben!

Das YOGA Bullet Journal ist auf ein Jahr angelegt. In der Jahresübersicht notierst du die wichtigsten Ereignisse, die für dich anstehen. Auch z. B. Yoga-Konferenzen oder Yoga-Retreats und Yoga-Workshops, die du besuchen möchtest.

Monat für Monat

Dann folgen die einzelnen Monate. Du kannst jederzeit anfangen und trägst selbst deinen ersten YOGA-Monat ein. Jeder Monat steht unter einem bestimmten Thema entlang des Achtgliedrigen Pfads, der dich anregt, neben einer regelmäßigen Asana-Praxis auch Atemübungen und Meditation zu üben. Ebenso lernst du, bestimmte innere yogische Haltungen zu kultivieren, z. B. Liebe und Mitgefühl, Dankbarkeit und Zufriedenheit etc., die sich genauso wie die körperliche Praxis positiv auf dein Wohlbefinden auswirken. Zu diesen Themen, die ich kurz theoretisch erläutere, gibt es eine passende Asana-Praxis, Atemübungen und Meditation zum Üben.

Tracke dein YOGA-Jahr

Für deine Einträge stehen dir dann anschließend pro Monat 6 Seiten zur Verfügung. Diese haben vorgezeichnete Layouts, um dich zu inspirieren. Wiederkehrende Layouts sind z. B. »Praxis-Tracker – ›meine Praxis‹«, der »Praxis-Mood-Tracker«, »Habit Tracker« und »Mein Monat auf einen Blick«. Zusätzlich findest du für jeden Monat ein neues Layout, das auf verschiedene Aspekte deines Lebens anspielt: Schlafmonitor, Essgewohnheiten, Dankbarkeitsritual etc.

Und jetzt geht's ab auf die Matte! Viel Spaß!

Jahresübersicht

Januar

Mo	Di	Mi	Do	Fr	Sa	So

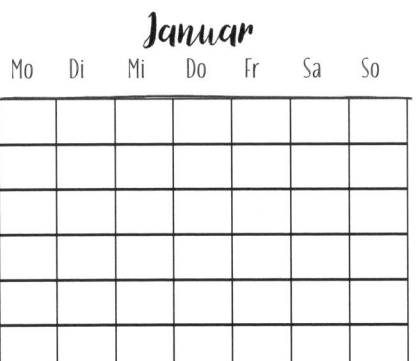

Februar

Mo	Di	Mi	Do	Fr	Sa	So

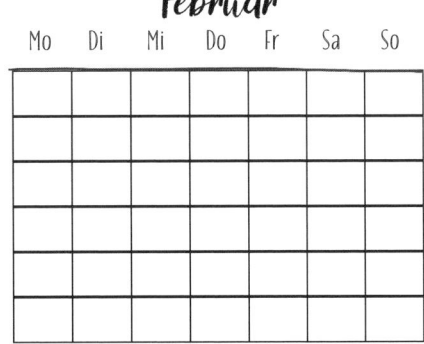

März

Mo	Di	Mi	Do	Fr	Sa	So

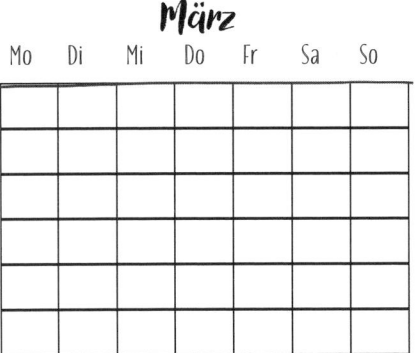

April

Mo	Di	Mi	Do	Fr	Sa	So

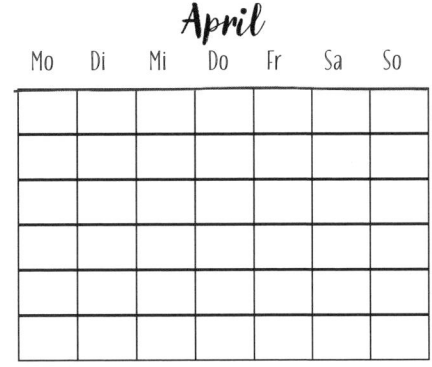

Mai

Mo	Di	Mi	Do	Fr	Sa	So

Juni

Mo	Di	Mi	Do	Fr	Sa	So

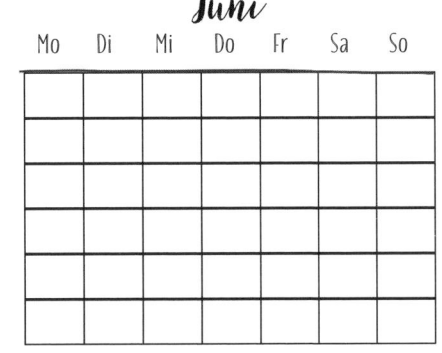

WOCHENTAGE EINTRAGEN

Juli

Mo	Di	Mi	Do	Fr	Sa	So

August

Mo	Di	Mi	Do	Fr	Sa	So

September

Mo	Di	Mi	Do	Fr	Sa	So

Oktober

Mo	Di	Mi	Do	Fr	Sa	So

November

Mo	Di	Mi	Do	Fr	Sa	So

Dezember

Mo	Di	Mi	Do	Fr	Sa	So

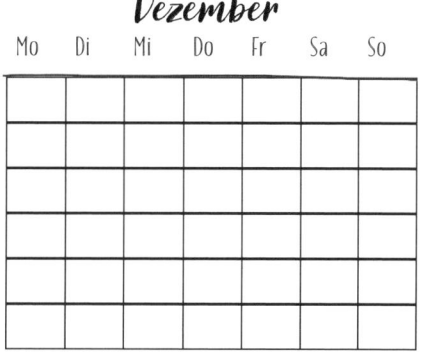

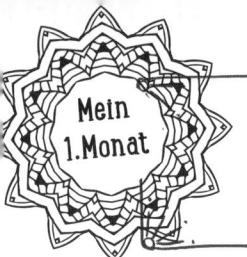

MONAT + JAHR EINTRAGEN

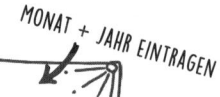

Asana

DER UMGANG MIT DEINEM KÖRPER

ie meisten von uns steigen in den Achtgliedrigen Pfad mit der körperlichen Praxis ein (Asana, 3. Glied). Mit dem Einbinden unseres Körpers durchdringen wir alle Schichten unseres Seins und fluten unser System mit Achtsamkeit. In den Yoga-Sutras selbst wird nur das Sitzen (Asana: sitzen, verweilen) erwähnt, also das Meditieren. Die Yogis erkannten jedoch, dass dies für einen unvorbereiteten Körper beschwerlich sein kann. Außerdem ist der Geist oft viel zu rege und beschäftigt. Durch eine Asana-Praxis werden Körper und Geist in die Achtsamkeit geholt. Die Yoga-Sutras fordern nur, dass sich ein Gefühl der Stabilität und der Leichtigkeit zugleich einfinden solle.

Auf der Matte begegnen wir uns selbst und sind genauso wie im echten Leben. Unsere Muster (Samskaras) werden uns eins zu eins widergespiegelt. Wir meinen zu wissen, was im Yoga richtig oder falsch ist, ein klarer Fall von falschem Wissen (Avidya). Wir begegnen unserem Ego (Asmita). Manche Asanas mögen wir besonders gern (Raga), andere können wir nicht ausstehen (Dvesha). Schließlich lernen wir unsere Angst (Abhinivesha) ganz physisch näher kennen, gibt es doch Asanas, die nicht nur eine gewisse körperliche Disposition und Übung, sondern auch Mut und Freude am Ausprobieren brauchen. Wir erfahren unsere Kleshas also ganz unmittelbar am eigenen Leib. Diese Erfahrungen mit unserem eigenen Körper und die daraus resultierenden Erkenntnisse nehmen wir mit von der Matte ins echte Leben!

Und so üben wir einfach immer weiter, sei es auch nur mit einer kurzen und simplen Praxis.

> *Jeder kann üben, ein junger Mensch kann üben, ein alter Mensch kann üben, ein sehr alter Mensch kann üben, ein Mensch, der krank ist, kann üben, ein Mensch, der keine Kraft hat, kann üben … außer faule Menschen, faule Menschen können nicht üben.*
>
> **Sharath Rangaswamy**

Pranayama

DER UMGANG MIT DEINEM ATEM

Wir atmen – und? Ist doch selbstverständlich. Das passiert doch automatisch, denken wir. Dabei müsste uns das Zusammenspiel zwischen unserer Atmung und unserem geistigen und körperlichen Zustand klar sein, benutzen wir doch in unserer alltäglichen Sprache häufig Redewendungen wie: »Erst mal tief Luft holen«, »Da bleibt mir glatt die Luft weg«, »Vor Schreck blieb mir der Atem stehen« etc. Wir müssen »zu Atem kommen« oder sind »atemlos«. Unser Atem spiegelt uns unmittelbar unseren Geisteszustand wider, da sich jeder Gedanke und jedes Gefühl in der Atmung äußern. Sind wir entspannt, atmen wir frei, tief und ruhig. Sind wir jedoch innerlich in Aufruhr, wird unsere Atmung flach, hektisch und unregelmäßig. Es gibt also eine klare Verbindung zwischen Körper und Geist über unser zentrales Nervensystem und über automatische biochemische Reaktionen. Wie können wir uns diese Verbindung zunutze machen? Der Trick ist, bewusst zu atmen!

THE TRICK IS TO KEEP BREATHING

Garbage

Bei dem Versuch, uns das Zusammenspiel von Körper und Geist zunutze zu machen, unterstützt uns das achtsame Atmen (4. Glied Pranayama). Mit den Atemübungen lenken wir bewusst die Lebensenergie (Prana) in unserem Körper und üben uns darin, den Atem zu regulieren und auszudehnen. So stellen wir eine Wechselwirkung zwischen Körper und Geist her – der Atem wird oft als Brücke zwischen Körper und Geist bezeichnet. So wie jede Asana unterschiedliche Effekte hat, gibt es auch bei den Atemübungen unterschiedliche Wirkungen. Zunächst ist die Atembeobachtung eine Vorstufe, um unseren eigenen geistigen Zustand zu verstehen, eine passende Atemübung zu wählen und ihre Wirkung wahrnehmen zu können. Es gibt beruhigende, aktivierende und ausgleichende Pranayamas; für jeden Geisteszustand ist also etwas im Werkzeugkasten dabei.

ASANA-PRAXIS
KISS: Keep it simple and sweet

+++ SANFTE MOBILISIERUNG DER WIRBELSÄULE IN ALLE BEWEGUNGSRICHTUNGEN +++ MACHT DICH GESCHMEIDIG +++ VERBINDET DICH MIT DEINER ATMUNG +++ KLÄRT UND FOKUSSIERT DEINEN GEIST

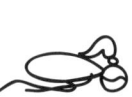

Kind

In den Fersensitz kommen, Oberkörper auf den Oberschenkeln ablegen, Stirn auf den Boden absenken, evtl. Block unter den Kopf und/oder Decke zwischen Füße und Po und/oder unter die Füße. Durch die Nase ein- und ausatmen, 3–5 Atemzüge.

EA = einatmen, AA = ausatmen

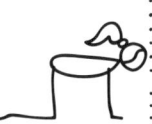

Vierfüßlerstand

Handgelenke unter Schultergelenken und Kniegelenke unter den Hüftgelenken ausrichten, evtl. Decke unter die Knie legen, Gewicht gleichmäßig verteilen. Spann auflegen, Wirbelsäule neutral ausrichten, leichte Bauchspannung, 3–5 Atemzüge.

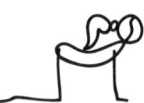

Kuh

EA und Wirbelsäule maximal in die Streckung ziehen, Brustbein nach vorn schieben, Blick leicht anheben, Nacken bleibt lang, Steißbein und Sitzhöcker nach hinten und oben schieben und in ein kontrolliertes Hohlkreuz kommen.

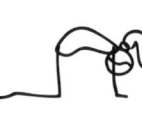

Katze

AA und Wirbelsäule maximal beugen und Rücken runden, Bauchnabel nach innen ziehen, die Hände nach unten pressen und zwischen den Schultern nach oben, gleichzeitig Steißbein nach unten ziehen, 3–5 Wiederholungen von Kuh und Katze.

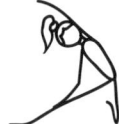

Seitdehnung

Auf linkes Knie kommen, rechtes Bein seitlich ausstrecken, EA und linken Arm zur Seite ziehen, AA rechte Hand am Bein nach unten gleiten lassen, ganze linke Flanke dehnen, 3–5 Atemzüge halten, Seitenwechsel.

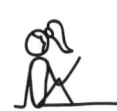

Drehsitz (halb)

Im Sitzen beide Beine ausstrecken, rechtes Bein über linkes kreuzen, rechten Fuß aufstellen, EA Wirbelsäule lang ziehen, AA nach rechts drehen, mit linkem Arm rechtes Knie ranziehen, rechte Hand hinter Steißbein auf den Fingerspitzen aufsetzen, über Schulter nach hinten blicken, 3–5 Atemzüge, EA kurz in der Mitte verweilen, Wechsel.

Ich bin ganz im Augenblick!

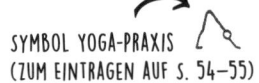

SYMBOL YOGA-PRAXIS
(ZUM EINTRAGEN AUF S. 54–55)

PRANAYAMA DES MONATS
Quadrat-Atmung

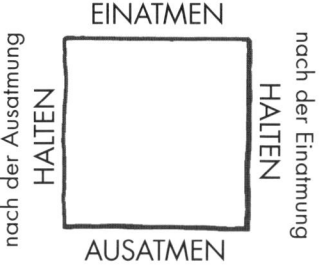

EINATMEN

nach der Ausatmung

HALTEN

nach der Einatmung

HALTEN

AUSATMEN

- alle Atemphasen gleich lang atmen, z.B. 3 Zählzeiten: 3:3:3:3 oder 4:4:4:4 oder 5:5:5:5, max 8:8:8:8.
- unterschiedliche Qualitäten der vier Atemphasen wahrnehmen, ohne Bewertung
- ca. 3–5 Minuten üben (mit Wecker)
- der Wirkung nachspüren

SYMBOL PRANAYAMA-PRAXIS
(ZUM EINTRAGEN AUF S. 54–55)

MEDITATION DES MONATS
Anapana Sati – Atmung wahrnehmen

- einfach bequem hinsetzen, Augen schließen und entspannen
- die Atmung beobachten, wie sie gerade fließt, Einströmen des Atems und Ausströmen des Atems wahrnehmen, keine Kontrolle ausüben, fließen lassen, beobachten und loslassen, nichts beurteilen
- Fokus immer wieder auf die Atmung zurückholen, wenn der Geist abschweift
- ca. 3–5 Minuten (mit Wecker)
- der Wirkung nachspüren

SYMBOL MEDITATIONSPRAXIS
(ZUM EINTRAGEN AUF S. 54–55)

Meine Praxis

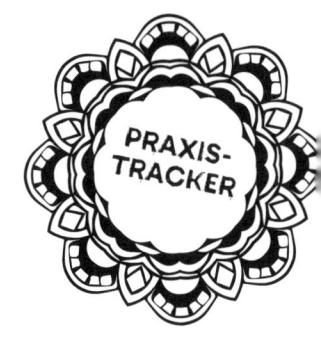

PRAXIS-
TRACKER

MONAT
EINTRAGEN →

....

TAG EINTRAGEN

4	5	6	7 ....
12	13	14	15 ....
20	21	22	23 ....
28	29	30	31 ....

WANN GEÜBT?

☀ morgens ☀ abends

WAS GEÜBT?

⛰ Asana   ◎ Meditation   ▢ Pranayama

WIE LANGE GEÜBT?

O 10 Min.

O 20 Min.

O 30 Min.

FARBEN BESTIMMEN

1 ….	*2* ….	*3* ….
8 ….	*9* ….	*10* ….	*11* ….
16 ….	*17* ….	*18* ….	*19* ….
24 ….	*25* ….	*26* ….	*27* ….

HIGHLIGHTS?
WIDERSTÄNDE?
WAS NEHME ICH MIT?

....
....
....

Habit Tracker

WOCHENTAGE
EINTRAGEN

| | 1 | 2 | 3 | 4 | 5 | 6 | 7 | 8 | 9 | 10 | 11 | 12 | 13 | 14 | 15 | 16 | 17 | 18 | 19 | 20 | 21 | 22 | 23 | 24 | 25 | 26 | 27 | 28 | 29 | 30 | 31 |

**WELCHE POSITIVEN
GEWOHNHEITEN/
RITUALE MÖCHTE
ICH ETABLIEREN**

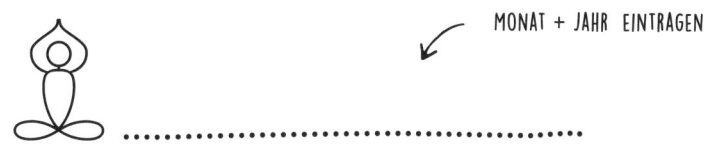

MONAT + JAHR EINTRAGEN

....

Wie lange geübt?
○ 10 Min.
○ 20 Min.
○ 30 Min.

FARBEN BESTIMMEN

Wie ist die Stimmung?
supi ○
ganz o. k. ○
bescheiden ○
besch… ○

Praxis-
Mood-
Tracker

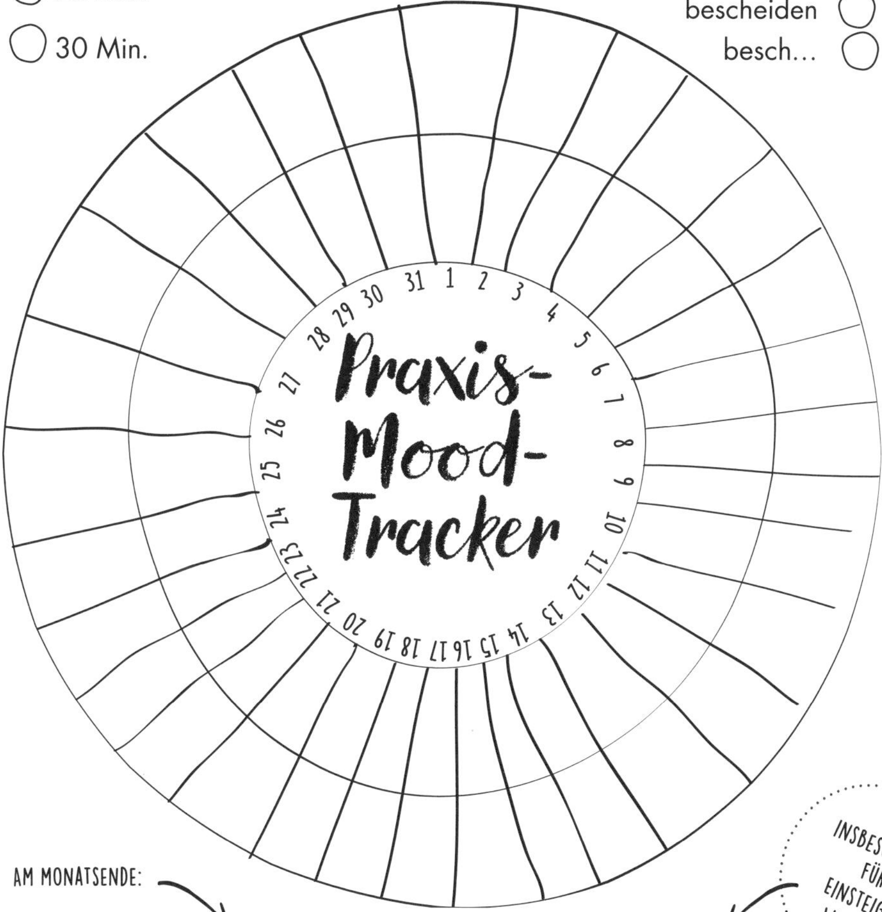

28 29 30 31 1 2 3 4 5 6 7 8 9 10 11 12 13 14 15 16 17 18 19 20 21 22 23 24 25 26 27

AM MONATSENDE:

INSBESONDERE
FÜR
EINSTEIGER
WICHTIG!

Zusammenhang Stimmung/Praxis?
○ jaaa!   ○ meistens   ○ manchmal   ○ sehe ich nicht

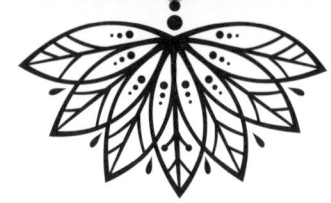

Let Your Body Talk

FAQS & ANSWERS:

KANN ICH ETWAS FALSCH MACHEN?

Nein, die Übungen sind bewusst recht simpel gehalten, sodass du sie problemlos selbst üben kannst.

WIE KANN ICH MICH MOTIVIEREN?

Indem du eine Routine entwickelst, damit dein Gehirn nicht immer wieder neu eine Entscheidung treffen muss. Du überlegst ja auch nicht jeden Morgen, ob du dir die Zähne putzen sollst … :-)

WIE KOMMT ES, DASS SICH DIE GLEICHE PRAXIS IMMER UNTERSCHIEDLICH ANFÜHLT?

Weil du das mit auf die Matte bringst, was gerade in deinem Leben ist. Mal bist du konzentriert, mal zerstreut, mal traurig, mal freudig. So oder so geht es dir hinterher ziemlich wahrscheinlich besser als vorher.

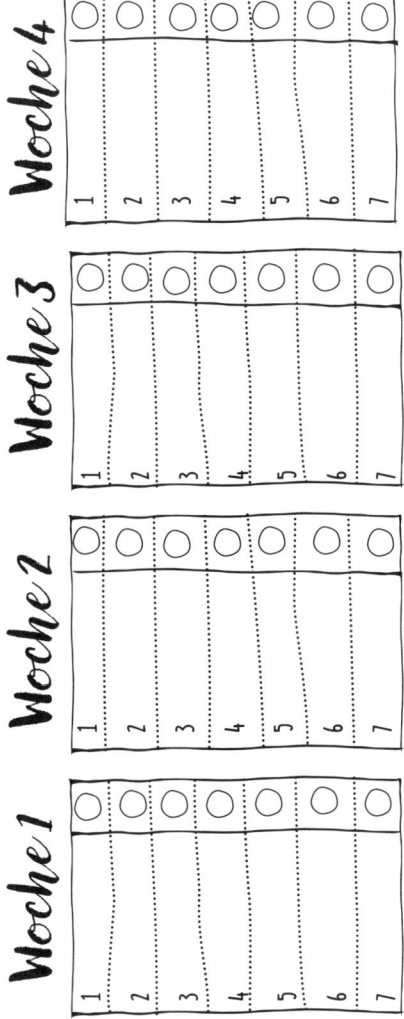

LEGENDE

Was sagen mir meine Muskeln?

geschmeidig
verkrampft
hart
weich
stark

FARBE BESTIMMEN

Woche 4
Woche 3
Woche 2
Woche 1

WOCHENTAGE EINTRAGEN

Mein Monat auf einen Blick

ERKENNTNIS DES MONATS

....

....

....

....

....

....

LACHER DES MONATS

....

....

....

WIE WAR MEIN MONAT?

○ HERVORRAGEND

○ GANZ O.K.

○ KÖNNTE DEUTLICH BESSER SEIN

○ GUT, DASS ER VORBEI IST

TRAURIGER MOMENT DES MONATS

....

....

....

....

ÜBERRASCHUNG DES MONATS

....

....

....

....

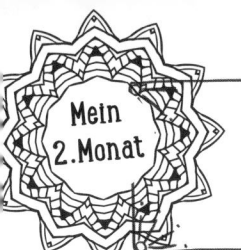

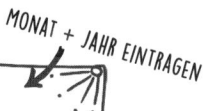

Pratyahara & Meditation

DER UMGANG MIT DEINEN SINNEN UND DEINEM GEIST

Mit dem Zurückziehen unserer Sinne (Pratyahara, 5. Glied) klären wir unseren Geist noch mehr. Angeblich verarbeitet unser Gehirn über die Sinne bis zu drei Millionen äußere Impulse pro Sekunde! Wir reagieren permanent innerlich auf die äußeren Impulse, die unsere Sinne wahrnehmen. Unser armer Geist läuft ständig auf Hochtouren. So werden wir oft von Reizen überflutet, die unseren Geist ablenken. Mit Pratyahara lernen wir, dass unser Geist die äußeren Reize zwar noch wahrnimmt, aber nicht mehr den Impuls hat, auf sie zu reagieren. Zumindest immer weniger!

Asana, Pranayama und Pratyahara dienen als gute Vorbereitung für die Meditation, sie sind wie ein Tor zur inneren Ruhe und Stille, zu wirklichem Frieden. Es lohnt sich also, diese wirkungsvollen Instrumente jeden Tag zu nutzen. Das kontinuierliche Üben bringt uns in die Verbindung mit den verschiedenen Instanzen in unserem Inneren: Körperempfinden, Instinkte, Intuition und Intelligenz. So schaffen wir die beste Voraussetzung für die Königsdisziplin, die Meditation. In der Meditation sind wir frei! Wozu sollte sonst die ganze Praxis gut sein, wenn wir doch nicht unseren Frieden finden mit dem, was gerade ist. Ein meditativer Zustand ist jederzeit möglich, egal, was wir gerade tun. Aber auch das will mal wieder geübt werden!

Meditation ist seit zig Jahrtausenden eine wirksame Methode, mit der wir in unser Innerstes blicken. Die letzten drei Glieder des Raja-Yoga werden unter dem Begriff Samyama subsumiert und befassen sich ausschließlich mit dem Geist. Meditation verschafft uns Zugang zu den tiefsten Tiefen unseres Seins und erlaubt uns weitreichende Erkenntnisse. Wir legen unsere angesammelten Schutzschichten ab und durchdringen unsere Kleshas und Samskaras, befreien uns also von unseren Denkmustern und Emotionen. Wir nehmen unsere innere Stimme wahr und treten in innere Räume ein, von deren Existenz wir vorher keine Ahnung hatten. Die meditative Kontemplation ist kein intellektuelles Verstehen oder Wollen, sondern Versenkung in sich selbst. Und dabei gibt es verschiedene Stadien:

Wir richten unsere Konzentration – 6. Glied Dharana – auf einen Meditationsgegenstand aus, z. B. auf unseren Atem. Gelingt es uns dabeizubleiben, durchdringen und ver-

Verbindung nicht nur mit uns selbst, sondern mit allem um uns herum. Die Yoga-Philosophie ist sich sicher: Wir sind alle erleuchtete Wesen! Wir vergessen es nur immer wieder, wenn wir nicht in der Verbindung sind. Also nichts wie ab in die Meditation!

Wir können im Sitzen, Gehen, Stehen oder Liegen meditieren, auf und neben der Matte. Und was stellen wir fest? Unser Geist schweift immer wieder ab. Und dann holen wir ihn zurück ... und wieder zurück.

LOSLASSEN, BEOBACHTEN, NICHT BEWERTEN – IMMER WIEDER.

stehen wir unser Objekt der Meditation mehr und mehr. In der Versenkung – 7. Glied Dhyana – entsteht eine Art Verbindung mit dem Gegenstand unserer Betrachtung. Wir können die Dinge so sehen, wie sie sind, ganz so, als könnten wir durch kristallklares Wasser auf den Meeresgrund schauen. Keine Wellenschläge unseres Geistes oder unserer Emotionen trüben uns mehr die Sicht. Und schließlich die Erleuchtung – 8. Glied Samadhi –, die

Wir lassen unsere Gedanken und Gefühle kommen und gehen ... kommen und gehen. Ignorieren wir die Gedanken, verflüchtigen sie sich langsam, aber sicher. Und so entsteht Raum für Neues, und wir können andere Zimmer in unserem Zuhause und in der Welt betreten. Wir lassen jedes Wollen, jede Absicht und jede Kontrolle los. In der Meditation begeben wir uns an den Ort jenseits von richtig oder falsch und kommen so zu wahrer Erkenntnis.

ASANA-PRAXIS
Meditation in Motion

+++ ERDENDE UND STABILISIERENDE MOBILISIERUNG DER WIRBELSÄULE IN ALLE BEWEGUNGSRICHTUNGEN +++ HILFT DURCH KOMBINATION VON ASANA UND ATEM DIE SINNE ZURÜCKZUZIEHEN +++ MEDITATIVER ZUSTAND DURCH BEWEGUNG +++

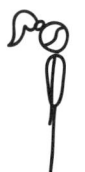

Berg
In aufrechten Stand kommen, Füße hüftgelenkweit, Kniescheiben hochziehen, Oberschenkel aktivieren, Schambein zum Bauchnabel heben, Bauchnabel nach innen und oben ziehen, Schultern entspannen, Brustbein hochziehen, Krone des Kopfes nach oben ziehen, Kinn etwas Richtung Brustbein absenken, Füße in den Boden pressen, Zug hoch in die Krone des Kopfes, 3–5 Atemzüge.

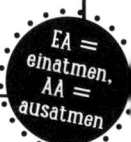

EA = einatmen, AA = ausatmen

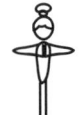

Berg mit Namaste
Prinzipien vom Berg beibehalten, Hände vor die Brust in Namaste nehmen, Brustbein berühren, Kopf leicht Richtung Fingerspitzen absenken, Verbindung schaffen zwischen Körper, Geist und Herz, 3–5 Atemzüge.

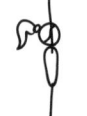

Berg mit hochgereckten Armen
EA Arme nach oben heben und Hände so weit öffnen, bis Schultern entspannen, Bauchmuskulatur aktiv, Brustbein heben, Rückbeuge vertiefen, 3–5 Atemzüge, Arme senken.

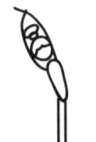

Seitdehnung im Stehen
Prinzipien vom Berg beibehalten, EA Arme heben, mit rechts linkes Handgelenk greifen, nach rechts beugen, Hüfte bleibt in der Mitte, Bauch bleibt fest, ganze linke Flanke dehnen, 3–5 Atemzüge, EA in die Mitte kommen, Seitenwechsel.

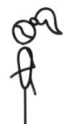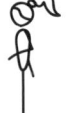

Drehung im Stehen
Aus dem Berg EA Wirbelsäule lang ziehen, AA nach rechts aufdrehen, linke Hand an rechte Taille, rechten Arm nach hinten ziehen, Hüfte bleibt nach vorn ausgerichtet, Drehung kommt aus der Brustwirbelsäule, 3–5 Atemzüge, Seitenwechsel.

Vorbeuge
Aus dem Berg AA Oberkörper nach vorn beugen und Hände auf Boden oder Schienbein aufsetzen, unterer Rücken bleibt gerade, Beine gestreckt, Schultern weg von den Ohren, Sitzhöcker nach hinten und oben, Krone des Kopfes nach unten, 3–5 Atemzüge.

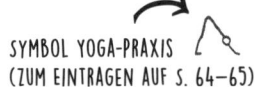

SYMBOL YOGA-PRAXIS (ZUM EINTRAGEN AUF S. 64–65)

Ich atme und bewege mich im Einklang

PRANAYAMA DES MONATS

Dreigeteilte yogische Atmung

1. Auf den Boden legen, Hände auf den Bauch legen, durch die Nase in den Bauchraum ein- und ausatmen, Hände mit Einatmung heben, mit der Ausatmung absenken, 3–5 Atemzüge.

2. Hände auf die Rippen legen, tief in den Brustraum ein- und ausatmen, Rippen weiten sich unter den Händen und ziehen sich wieder zusammen, 3–5 Atemzüge.

3. Hände auf die Schlüsselbeine legen, bewusst unter die Schlüsselbeine und in die Schultern 3–5 Atemzüge ein- und ausatmen, Weite schaffen.

SYMBOL PRANAYAMA-PRAXIS (ZUM EINTRAGEN AUF S. 64–65)

MEDITATION DES MONATS

Body-Scan – Körperregungen wahrnehmen

BEI SCHMERZ DIE POSITION WECHSELN!

- einfach bequem hinsetzen, Augen schließen und entspannen
- aufmerksam durch den gesamten Körper scannen, jede Körperregung wahrnehmen, Jucken, Kribbeln, Pulsieren, Weite, Enge etc.
- beobachten und loslassen, nichts beurteilen
- Fokus immer wieder auf die einzelnen Körperteile zurückholen, wenn der Geist abschweift, Unterschiede wahrnehmen
- ca. 3–5 Minuten (mit Wecker)
- Wirkung nachspüren

SYMBOL MEDITATIONS-PRAXIS (ZUM EINTRAGEN AUF S. 64–65)

SPONTANE GEDANKEN? ....

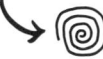

1	2	3	**WIE LANGE GEÜBT?**
			○ 10 Min.
			○ 20 Min.
			○ 30 Min.
4	5	6	7 ....
12	13	14	15 ....
20	21	22	23 ....

FARBEN BESTIMMEN

HIGHLIGHTS?
WIDERSTÄNDE?
WAS NEHME ICH MIT?

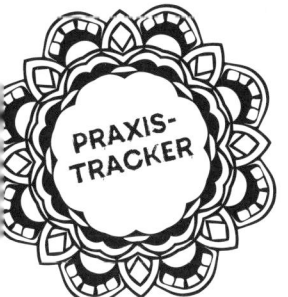

PRAXIS-
TRACKER

MONAT EINTRAGEN

TAG EINTRAGEN

.... | 9 .... | 10 .... | 11 ....

6 .... | 17 .... | 18 .... | 19 ....

4 .... | 25 .... | 26 .... | 27 ....

28 .... | 29 .... | 30 .... | 31 ....

Habit Tracker

WOCHENTAGE
EINTRAGEN

1 2 3 4 5 6 7 8 9 10 11 12 13 14 15 16 17 18 19 20 21 22 23 24 25 26 27 28 29 30 31

**WELCHE POSITIVEN
GEWOHNHEITEN/
RITUALE MÖCHTE
ICH ETABLIEREN**

MONAT + JAHR EINTRAGEN

WIE LANGE HABE ICH GEÜBT?

10 MIN. 20 MIN. 30 MIN.

WOCHENTAG

WIE VIELE STUNDEN HABE ICH GESCHLAFEN?

WIE IST DIE STIMMUNG?

SUPI GANZ O.K. BESCHEIDEN BESCH...

1
2
3
4
5
6
7
8
9
10
11
12
13
14
15
16
17
18
19
20
21
22
23
24
25
26
27
28
29
30
31

Meditation ist immer und überall

ZUM AUSMALEN

Zen-Spruch

WENN ICH SITZE, DANN SITZE ICH, WENN ICH GEHE, DANN GEHE ICH, WENN ICH ESSE, DANN ESSE ICH.

WOBEI STELLT SICH FÜR MICH EIN MEDITATIVER ZUSTAND EIN?

z. B. im Garten arbeien, joggen, mit meinen Kindern spielen …

....

....

....

....

Mein Monat auf einen Blick

ERKENNTNIS DES MONATS

....

....

....

....

....

LACHER DES MONATS

....

....

....

WIE WAR MEIN MONAT?

○ HERVORRAGEND

○ GANZ O.K.

○ KÖNNTE DEUTLICH BESSER SEIN

○ GUT, DASS ER VORBEI IST

TRAURIGER MOMENT DES MONATS

....

....

....

....

ÜBERRASCHUNG DES MONATS

....

....

....

....

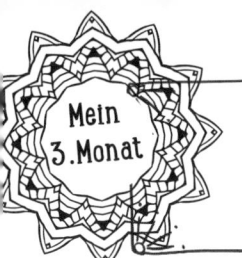
Liebe & Mitgefühl

O hne Liebe ist alles nichts – so der Grundsatz in quasi allen Philosophien und Religionen. Wie wäre es, wenn wir uns einfach alle bedingungslos liebten und uns mit Mitgefühl betrachteten? Konflikte, hitzige Diskussionen, Ärger, Wut, Gewalt, Leid – all dies gehörte der Vergangenheit an. Allein die Vorstellung zaubert uns ein Lächeln auf die Lippen, wehmütig einerseits, was für ein schöner Gedanke, spöttisch andererseits, erscheint er uns doch naiv. Alle lieben? Bedingungslos? Unmöglich! Nicht jeder verdient unsere Liebe oder unser Mitgefühl. Oder es könnte am Ende noch jemand unsere Liebe und unser Mitgefühl ausnutzen. Nein, das wollen wir nicht. Oder vielleicht doch?

1. Glied, 1. Yama). Die Idee von Ahimsa geht weit über die rein körperliche Gewaltlosigkeit hinaus. Ahimsa fängt bei unseren Gedanken an, die sich in unseren Worten und Taten spiegeln. Es geht darum, so wenig Leid wie möglich auszulösen. Einen bewussten und rücksichtsvollen Umgang mit der Umwelt, mit anderen Lebewesen und nicht zuletzt mit sich selbst zu stärken. In jeder Situation gilt es abzuwägen, welche Verhaltensweise den geringsten Schaden anrichtet. Ahimsa ist also nicht einfach nur der Verzicht auf Gewalt, sondern schließt eine Grundhaltung der Rücksichtnahme und Überlegtheit gegenüber der äußeren Umwelt mit ein, mit der Maßgabe, dass wir aufmerksam, rück-

MÖGEN ALLE WESEN GLÜCKLICH UND FREI SEIN.

Dieser indische Segensspruch trifft genau den Kern der ethischen Maxime Gewaltlosigkeit (Ahimsa, sichtsvoll und zugewandt agieren. Diese Zugewandtheit erstreckt sich aber eben nicht nur auf die anderen, sondern auch auf uns selbst. Beides in Einklang zu bringen ist die große Kunst. Denn Zwiespälte begegnen uns im Alltag im Zusammenspiel mit anderen Lebewesen und im Umgang mit den Ressourcen dieser Erde reichlich. Die Auseinandersetzung mit Ahimsa kann aber tatsächlich zu einer praktischen Entscheidungshilfe im Umgang mit den tausend Fragen und Herausforderungen werden, die das tägliche Leben mit sich bringt. Die Kernfragen sind wohl immer die gleichen: Begegne ich Menschen, Tieren und der Umwelt zugewandt und rücksichtsvoll? Stelle ich meine Bedürfnisse über die anderer, bzw. sind meine Bedürfnisse überhaupt

Menschen basiert auf dem Prinzip von »Wie du mir, so ich dir«, das im Idealfall aus einem ausgewogenen Verhältnis von positivem Geben und Nehmen besteht. Aber wehe, wenn die Erwartungen nicht erfüllt werden.

Die reine Liebe ist die bedingungslose Liebe, die ohne Wenn und Aber, ohne Erwartungen und Bedingungen besteht. Im normalen Leben finden wir diese Liebe häufig nur in Eltern-Kind-Beziehungen. Wie schade! Denn nach dieser reinen Liebe sehnt sich eigentlich jeder, und sie ist auch das Ziel des Yoga-Praktizierenden. Und wie immer fängt der Yogi bei sich selbst an, um Liebe und Mitgefühl zu kultivieren. Wie sollen

Geliebt zu werden macht uns stark. Jemanden zu lieben macht uns mutig.

Laotse

gerechtfertigt und wichtig für mich? Aus unserer Lebenserfahrung kennen wir verschiedene Arten von Liebe. Zum Beispiel die einengende, egoistische und selbstbezogene Liebe, die nur auf den eigenen Vorteil bedacht ist und sich kein bisschen um das Wohl des anderen schert. Wir begeben uns dabei in eine gänzlich gegensätzliche Haltung zur Liebe. Eine recht weitverbreitete Liebe unter

wir andere lieben, wenn wir uns nicht selbst lieben, wenn wir uns nicht selbst achten und wertschätzen? Und dies können wir immer und immer wieder üben. Durch das stetige Praktizieren von Ahimsa entwickelt sich geradezu automatisch eine innere Haltung von tief empfundener Liebe und Mitgefühl allen Lebewesen gegenüber. Ein echtes Wow-Gefühl!

ASANA-PRAXIS
All you need is love

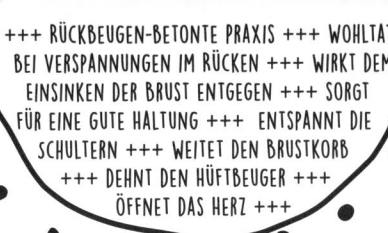

+++ RÜCKBEUGEN-BETONTE PRAXIS +++ WOHLTAT BEI VERSPANNUNGEN IM RÜCKEN +++ WIRKT DEM EINSINKEN DER BRUST ENTGEGEN +++ SORGT FÜR EINE GUTE HALTUNG +++ ENTSPANNT DIE SCHULTERN +++ WEITET DEN BRUSTKORB +++ DEHNT DEN HÜFTBEUGER +++ ÖFFNET DAS HERZ +++

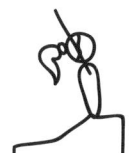

Herabschauender Hund
Füße hüftgelenk-, Hände schulterweit, Unterarme nach innen, Oberarme nach außen drehen, Ellbogenbeugen schauen sich an, Beine strecken, Steißbein und Sitzhöcker nach oben, Oberschenkel nach hinten, Fersen nach unten ziehen, 3–5 Atemzüge.

EA = einatmen, AA = ausatmen

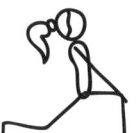

Ausfallschritt mit gehobenen Armen
EA links auf die Zehenspitzen kommen, rechten Fuß in weiten Ausfallschritt, rechtes Knie über rechtem Fußgelenk ausrichten, linkes Bein strecken, Arme in V heben, Schultern entspannen, Brust öffnen und Brustbein heben, 3–5 Atemzüge.

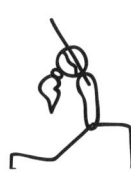

Ausfallschritt mit abgesenktem Knie
EA linkes Knie absenken, Hände auf rechtes Knie abstützen, Brustkorb heben und weiten, Bauchaktivität verstärken, Schambein hoch, Bauchnabel nach innen und oben ziehen, 3–5 Atemzüge.

Ausfallschritt auf Knie mit gehobenen Armen
EA Arme in ein V heben, Rückbeuge aus der Brustwirbelsäule verstärken, mit der Bauchkraft unteren Rücken stützen, Schambein hoch, Bauchnabel nach innen und oben ziehen, Brustkorb noch mehr heben und weiten, im linken Hüftbeuger sinken, 3–5 Atemzüge.
→ Seitenwechsel von Anfang an.

Halbes Kamel
In Kniestand Zehen aufsetzen, evtl. Decke unter Knie, Oberschenkelmuskulatur aktivieren, Becken nach vorn, EA und Bauchmuskulatur aktivieren, Hände auf Kreuzbein aufsetzen, Fingerspitzen nach unten, Brustbein anheben, Schulterblätter nach unten ziehen, 3–5 Atemzüge.

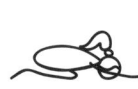

Kind mit ausgestreckten Armen
Im Fersensitz Oberschenkel öffnen, Oberkörper ablegen, Stirn auf den Boden absenken, Arme ausstrecken, Finger weit nach vorn ziehen, Achselhöhlen öffnen und Wirbelsäule Wirbel für Wirbel auseinanderziehen, 3–5 Atemzüge.

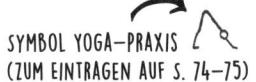

SYMBOL YOGA-PRAXIS
(ZUM EINTRAGEN AUF S. 74–75)

Ich öffne mein Herz!

PRANAYAMA DES MONATS

Betonung der Einatmung

- zunächst in einem regelmäßigen Muster auf 4 ein und auf 4 ausatmen
- in jeder Runde eine Zählzeit mehr in der Einatmung 5 : 4, 6 : 4, 7 : 4, 8 : 4
- je nach Atemvolumen auf 6 : 3 reduzieren oder auf 10 : 5 erhöhen
- dabei innerlich rezitieren: »Ich atme Liebe ein, ich atme Liebe aus.«
- 3–5 Minuten (mit Wecker)
- Wirkung nachspüren

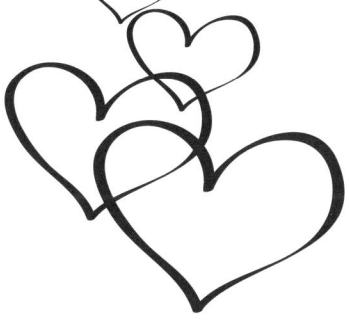

SYMBOL PRANAYAMA-PRAXIS
(ZUM EINTRAGEN AUF S. 74–75)

MEDITATION DES MONATS

Metta-Meditation

- einfach bequem hinsetzen, Augen schließen und entspannen
- rezitiere je 1 Minute, auch wenn Widerstände auftreten:

Möge ich glücklich und frei sein.

SYMBOL MEDITATIONSPRAXIS
(ZUM EINTRAGEN AUF S. 74–75)

Möge .... glücklich und frei sein. (eine Person, die du liebst)

Möge .... glücklich und frei sein. (eine neutrale Person)

Möge .... glücklich und frei sein. (eine Person, mit der du einen Konflikt hast)

Mögen alle Lebewesen glücklich und frei sein.

- Wirkung nachspüren

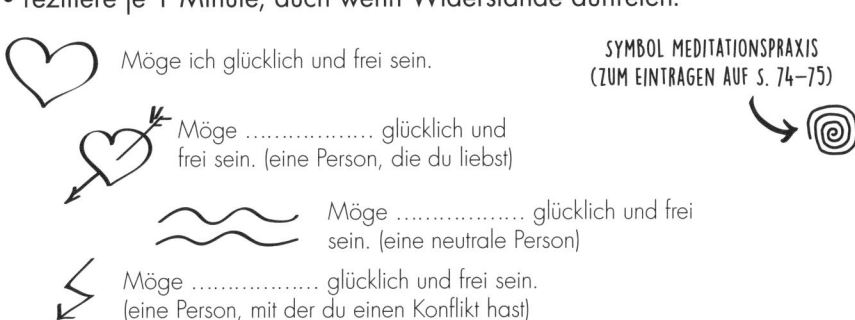

Meine Praxis

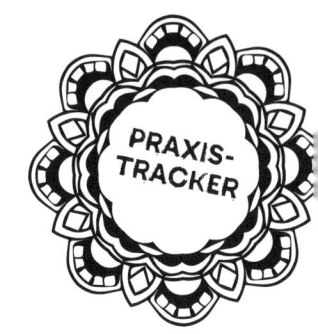

PRAXIS-TRACKER

MONAT EINTRAGEN →

....

TAG EINTRAGEN ↙

4	5	6	7 ....
12	13	14	15 ....
20	21	22	23 ....
28	29	30	31 ....

WAS GEÜBT?

⟨ Asana   ◎ Meditation   ☐ Pranayama

**WIE LANGE
GEÜBT?**
○ 10 Min.
○ 20 Min.
○ 30 Min.

↖ *FARBEN
BESTIMMEN*

1	2	3 ....
....	9	10	11 ....

| 1 .... | 2 .... | 3 .... |

| .... | 9 .... | 10 .... | 11 .... |

| 6 .... | 17 .... | 18 .... | 19 .... |

| 4 .... | 25 .... | 26 .... | 27 .... |

*HIGHLIGHTS?
WIDERSTÄNDE?
WAS NEHME ICH MIT?*

Habit Tracker

WOCHENTAGE
EINTRAGEN

1 2 3 4 5 6 7 8 9 10 11 12 13 14 15 16 17 18 19 20 21 22 23 24 25 26 27 28 29 30 31

WELCHE POSITIVEN GEWOHNHEITEN/ RITUALE MÖCHTE ICH ETABLIEREN

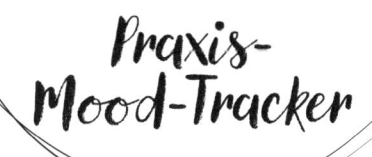

Praxis-Mood-Tracker

	PRAXIS	MOOD	GEDANKE DES TAGES
1			
2			
3			
4			
5			
6			
7			
8			
9			
10			
11			
12			
13			
14			
15			
16			
17			
18			
19			
20			
21			
22			
23			
24			
25			
26			
27			
28			
29			
30			
31			

GRÜN: 30 MIN.
GELB: 15 MIN.
ROT: 0 MIN.

GRÜN: GROSSARTIG
GELB: OKAY
ROT: ALARM

WIE IST ES MIR IN DER METTA-MEDITATION ERGANGEN?

MO	DI	MI	DO	FR	SA	SO

♡ VOLLER LIEBE

〰 MAL SO, MAL SO

⚡ VOLLER WUT UND ÄRGER

MEINE LIEBSTEN

	1. WOCHE	2. WOCHE	3. WOCHE	4. WOCHE
1				
2				
3				
4				
5				

👁 GESEHEN 📱 TELEFONIERT ☺ EMOJIS VERSCHICKT ✉ GEMAILT ♡ AN SIE/IHN GEDACHT

Mein Monat auf einen Blick

↳ TRAGE AUF SEITE 28 UND AUF SEITE 35 DEN STATUS QUO DEINER ZIELE MIT BULLETS EIN

ERKENNTNIS DES MONATS

....

....

....

....

....

....

LACHER DES MONATS

....

....

....

....

....

WIE WAR MEIN MONAT?

○ HERVORRAGEND

○ GANZ O.K.

○ KÖNNTE DEUTLICH BESSER SEIN

○ GUT, DASS ER VORBEI IST

TRAURIGER MOMENT DES MONATS

....

....

....

....

....

ÜBERRASCHUNG DES MONATS

....

....

....

....

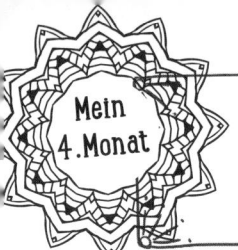

MONAT + JAHR EINTRAGEN

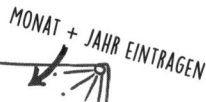

Wahrheit & Authentizität

Wie leicht geht es uns doch über die Lippen, etwas als die Wahrheit zu bezeichnen. Wir schwören, die Wahrheit zu sagen, oder bezichtigen andere, die Dinge ganz falsch zu sehen. Wie oft sagen wir, dass »objektiv betrachtet« die Dinge doch so oder so seien. Wie kann es dann nur sein, dass wir auf so unterschiedliche Wahrnehmungen der Wahrheit treffen, auf so unterschiedliche Schilderungen zu ein und demselben Umstand. In der Politik, in der Kultur, am Küchentisch, auch im Yoga gibt es permanent Diskussionen und ein Ringen um die Wahrheit. Wie gehen wir selbst mit dem Thema Wahrheit in unserem alltäglichen Leben um?

Seit jeher ist es das Bestreben aller menschlichen Philosophien, die »ultimative Wahrheit« zu finden. Die zweite ethische Maxime fordert uns zu Wahrhaftigkeit (Satya, 1. Glied, 2. Yama) auf und hilft uns, authentisch, wahrhaftig und uns selbst treu zu bleiben. Dabei ist Satya vielschichtig und geht über die reine Wahrhaftigkeit hinaus. Wir erkennen, dass es, abgesehen vom wahren Selbst, nie eine objektive Wahrheit geben kann, denn es spielen immer die Lebensläufe, die Erfahrungen, die Ängste, die Wünsche, die Erwartungen aller Protagonisten im Schauspiel des Lebens eine Rolle. Wie viele einfache Missverständnisse bis hin zu folgenschweren Konflikten sind schon entstanden, weil wir meinten, die Wahrheit zu wissen. Wir können nur unsere eigene Wahrheit kennen, was wir als wahr empfinden und was unserer inneren Wahrhaftigkeit und Authentizität entspricht. Sonst nichts. Und die muss nicht deckungsgleich sein mit der der anderen Protagonisten auf der Bühne des Lebens. Dieser eigenen inneren Authentizität versuchen wir in der äußeren Kommunikation zu entsprechen. Insofern beinhaltet Satya natürlich auch den Aspekt der Ehrlichkeit, also die Aufforderung, nicht auch noch wissentlich die Unwahrheit zu sagen. Ist ja eh schon kompliziert genug.

Mit dem gewonnenen Verständnis von Satya können wir uns den impliziten Themen von Wahrheit, Wahrhaftigkeit, Authentizität und Ehrlichkeit nähern. So, wie sich die Umstände und das Schauspiel unseres Lebens verändern, können wir immer wieder Satya praktizieren und neu beurteilen, wie wir in der jeweils gegebenen Situation unsere Wahrheit leben wollen und authentisch bleiben können – egal, was uns andere als »wahr« weismachen wollen. Aus dieser inneren Wahrhaftigkeit entwickeln wir authentisches Verhalten, geben also nichts

munikation und in der äußeren Kommunikation spielt natürlich auch Ahimsa eine Rolle, sodass wir bedenken sollten, welche Konsequenzen unsere Ehrlichkeit hat. Es geht nicht immer unbedingt darum, jedem die »Wahrheit« ins Gesicht zu sagen, sondern auch abzuwägen, ob dies unbedingt erforderlich und förderlich für alle Beteiligten und die Situation ist. Sensibilität und Timing sind hier essenziell, um Konflikte nicht zu schüren, sondern zu deeskalieren oder vielleicht sogar zu verhindern. All dies natürlich, ohne sich zu verbiegen, sondern

GLAUBE DENEN, DIE DIE WAHRHEIT SUCHEN, UND ZWEIFLE AN DENEN, DIE SIE GEFUNDEN HABEN.

ZUM AUSMALEN

André Gide

vor, was nicht für uns wahr ist – auch nicht aus falscher Rücksichtnahme. Aus dieser Authentizität heraus fangen wir an, mit Sorgfalt und um Ehrlichkeit bemüht zu kommunizieren. Das setzt ebenso eine Ehrlichkeit uns selbst gegenüber voraus, auch wenn unsere Schattenseiten dabei zutage treten. In der inneren Kommunikation

sich selbst treu bleibend. Es hilft dabei, sich eine Gemeinschaft zu suchen, die auf der Suche nach der »Wahrheit« ist, z. B. im Yoga. Was zunächst wie die Quadratur des Kreises klingt, wird mit zunehmendem Bewusstsein und weiterer Übung immer einfacher Versprochen! Ganz ehrlich!

ASANA-PRAXIS
Stand up for yourself

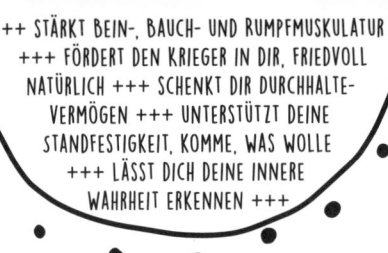

+++ STÄRKT BEIN-, BAUCH- UND RUMPFMUSKULATUR +++ FÖRDERT DEN KRIEGER IN DIR, FRIEDVOLL NATÜRLICH +++ SCHENKT DIR DURCHHALTE-VERMÖGEN +++ UNTERSTÜTZT DEINE STANDFESTIGKEIT, KOMME, WAS WOLLE +++ LÄSST DICH DEINE INNERE WAHRHEIT ERKENNEN +++

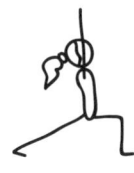

Krieger I

In einem Ausfallschritt Fersen auf einer Linie aufsetzen, rechten Fuß ca. 45 Grad, linken gerade ausrichten, rechtes Bein strecken, Fußaußen-kante belasten, linkes Bein beugen, Knie- und Sprunggelenk in einer Linie, Hüften und Brustkorb nach vorn ausrichten, EA Brustbein und Arme nach oben, Schultern und Steißbein nach unten, 3–5 Atemzüge.

EA = einatmen, AA = ausatmen

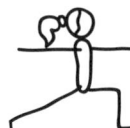

Krieger II

AA, rechten Fuß auf ca. 90 Grad ausdrehen, linken Fuß und Ausrichtung der Beine lassen, wie sie sind, Hüften und Brustkorb zur Seite öffnen, Arme auf Schulterhöhe sinken lassen, Zug in die Fingerspitzen geben, Oberkörper mittig halten, 3–5 Atemzüge.

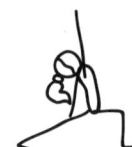

Friedvoller Krieger

EA Ausrichtung der Beine und Hüften lassen, wie sie sind, linken Arm nach hinten ziehen, rechten Arm am rechten Bein nach unten sinken lassen, Oberkörper seitlich nach hinten neigen, die vordere Flanke dehnen, 3–5 Atemzüge.

Seiten-wechsel nicht vergessen

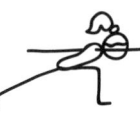

Zielstrebiger Krieger

AA rechte Ferse heben, Hüfte nach vorn ausrichten, Oberkörper mit geradem Rücken nach vorn beugen, linken Arm nach hinten ziehen, rechten Arm nach vorn, 3–5 Atemzüge.

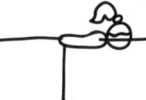

Krieger III

EA linkes Bein strecken, rechtes Bein heben, Becken bleibt parallel und geschlossen, Arme nach vorn ziehen, Schultern weg von den Ohren, Bauchmuskulatur aktivieren, 3–5 Atemzüge.

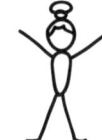

Sterne-Krieger

AA rechtes Bein in Ausfallschritt absenken, beide Füße leicht nach außen gedreht, Körper zur Seite drehen, Arme in ein V hochnehmen, 3–5 Atemzüge.

»BAM! Hier bin ich!«

SYMBOL YOGA-PRAXIS
(ZUM EINTRAGEN AUF S. 84–85)

PRANAYAMA DES MONATS
Ujjayi – siegreich verlängerte Atmung

gleichmäßig, vertieft, verlängert und reguliert durch
die Nase ein- und ausatmen, bringt Konzentration und Bewusstsein
in den Moment

Kehlkopf und Stimmritze verengen, ähnlich wie
beim Flüstern, sanftes Geräusch
wie Meeresrauschen
entstehen
lassen

als eigenständige Atemübung
(3–5 Min. mit Wecker) oder während
der Asana-Praxis üben,
in der Asana-Praxis leitet die Atmung die Bewegung ein und
schließt sie ab

SYMBOL
PRANAYAMA–
PRAXIS
(ZUM EINTRAGEN
AUF S. 84–85)

MEDITATION DES MONATS
Wie bin ich?

- einfach bequem hinsetzen, Augen schließen, entspannen, ruhig atmen
- Fragen stellen: Was sagen andere, wie ich bin? Was denke ich, wie ich bin? Gedanken kommen und gehen lassen, ohne zu bewerten
- immer wieder die Fragen vor dein inneres Auge zurückholen und beobachten, was passiert, welche Gedanken und Gefühle sich schnell produzieren und welche sich aus deinem Innersten den Weg bahnen wollen
- ca. 5 Minuten (mit Wecker), Wirkung nachspüren

SYMBOL
MEDITATIONS-
PRAXIS (ZUM
EINTRAGEN AUF
S. 84–85)

Was sagen andere, wie ich bin?	Was denke ich, wie ich bin?	Match?
....	....	◯
....	....	◯
....	....	◯

WAS GEÜBT?

⛰ Asana ◎ Meditation ☐ Pranayama

1	2	3	**WIE LANGE GEÜBT?**
			○ 10 Min.
		FARBEN BESTIMMEN →	○ 20 Min.
			○ 30 Min.
4	5	6	7 ....
12	13	14	15 ....
20	21	22	23 ....

....

....

....

HIGHLIGHTS? WIDERSTÄNDE? WAS NEHME ICH MIT?

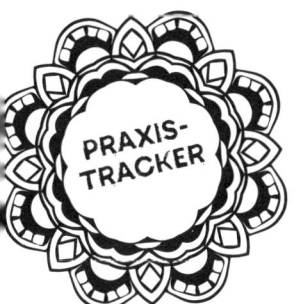

PRAXIS-TRACKER

MONAT EINTRAGEN

TAG EINTRAGEN

8	9	10	11 ....
6	17	18	19 ....
4	25	26	27 ....
28	29	30	31 ....

Habit Tracker

1 2 3 4 5 6 7 8 9 10 11 12 13 14 15 16 17 18 19 20 21 22 23 24 25 26 27 28 29 30 31

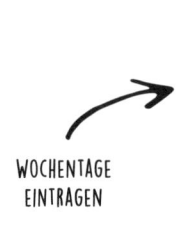

WOCHENTAGE
EINTRAGEN

**WELCHE POSITIVEN
GEWOHNHEITEN/
RITUALE MÖCHTE
ICH ETABLIEREN**

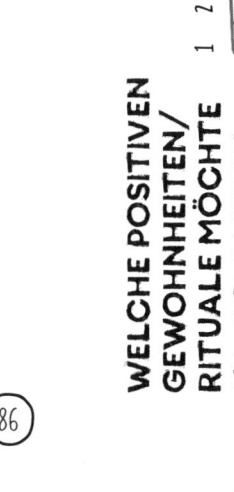

Praxis-Sleep- & Mood-Tracker

WIE LANGE HABE ICH GEÜBT?

10 MIN.   20 MIN.   30 MIN.

WOCHENTAG

WIE VIELE STUNDEN HABE ICH GESCHLAFEN?

WIE IST DIE STIMMUNG?

SUPI   GANZ O.K.   BESCHEIDEN   BESCH...

1
2
3
4
5
6
7
8
9
10
11
12
13
14
15
16
17
18
19
20
21
22
23
24
25
26
27
28
29
30
31

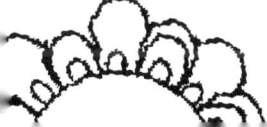

zum
Ausmalen

ACHTE AUF DEINE GEDANKEN,
DENN SIE WERDEN ZU
WORTEN.
ACHTE AUF DEINE WORTE,
DENN SIE WERDEN ZU
HANDLUNGEN.
ACHTE AUF DEINE
HANDLUNGEN, DENN SIE
WERDEN ZU
GEWOHNHEITEN.
ACHTE AUF DEINE
GEWOHNHEITEN, DENN SIE
WERDEN ZU DEINEM
CHARAKTER.
ACHTE AUF DEINEN
CHARAKTER, DENN ER WIRD
ZU DEINEM SCHICKSAL.

Verfasser unklar

Mein Monat auf einen Blick

ERKENNTNIS DES MONATS

....
....
....
....
....

LACHER DES MONATS

....
....
....
....

WIE WAR MEIN MONAT?

◯ HERVORRAGEND

◯ GANZ O.K.

◯ KÖNNTE DEUTLICH BESSER SEIN

◯ GUT, DASS ER VORBEI IST

TRAURIGER MOMENT DES MONATS

....
....
....
....
....

ÜBERRASCHUNG DES MONATS

....
....
....
....

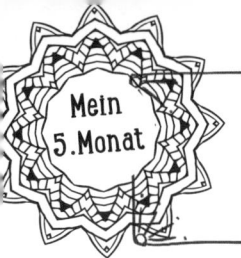
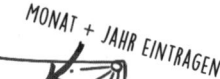
Genügsamkeit & Anspruchslosigkeit

Ein neues Kleid, ein neues Auto, ein neues Haus muss sein. Oder mehr Anerkennung, Wertschätzung, Status. Immer höher, weiter, schneller und mehr von allem, als wir haben – das scheint oft die Haupttriebfeder unseres Daseins zu sein. In Anbetracht der vielen Verführungen, die uns permanent suggerieren, was wir alles brauchen, ist es aber auch nicht einfach, sich zu begnügen. Auch wenn wir uns subjektiv als eher bescheiden betrachten, sind wir doch vor Begehrlichkeiten nicht gefeit. Insbesondere im direkten Vergleich mit Freunden, Nachbarn, Kollegen oder uns völlig unbekannten Menschen meinen wir oft, weniger begünstigt vom Schicksal zu sein. Ganz so, als hätten wir Anspruch auf ein besseres Leben. Dabei haben die meisten von uns mehr als genug, wissen dies aber nicht zu schätzen. Was tun?

Die Maxime Nicht-Stehlen (Asteya, 1. Glied, 3. Yama) hilft uns dabei, eine innere Haltung von Anspruchslosigkeit und Genügsamkeit zu entwickeln. Im klassischen Sinne wird Asteya damit assoziiert, nichts zu nehmen, was einem nicht gehört. Aber warum stehlen wir überhaupt? Die Motivation für das Stehlen entsteht in der Regel aus einem Gefühl des Mangels, selbst nicht genug zu haben oder zu sein. Erschienen uns unsere Umstände als reich und wohlhabend genug, gäbe es keinen Diebstahl, keine Korruption, keine Bestechung mehr auf dieser Welt. Empfänden wir unsere Ideen als brillant genug, müssten wir uns nicht mit fremden Federn schmücken und andere Ideen als die unseren ausgeben. Aus dem Gefühl des Mangels heraus entstehen Begehrlichkeiten und Begierden, die dazu verleiten können, sich einfach vom Eigentum anderer zu bedienen. Mitunter fehlt es auch einfach an Wertschätzung des fremden Eigentums. Oft genug vergreifen wir uns am geistigen Eigentum anderer wie an urheberrechtlich geschützter Musik oder Texten und haben noch nicht einmal ein besonderes Unrechtsbewusstsein dabei. Jemandem Zeit oder Vertrauen zu stehlen ist ebenso ein Bruch mit Asteya.

Der Yogi übt sich darin, das Eigentum des anderen immer zu respektieren. Die Yoga-Philosophie geht aber noch weiter und besagt, anderer Ideen anderer bereichern. Genauso wie wir unser eigenes Eigentum wertschätzen, achten wir auch das Eigentum anderer. Die Bereicherung auf Kosten anderer löst eine Belastung in uns aus: im schlimmsten Fall erwischt zu werden, oder zumindest die Angst davor. Im besten Fall »nur« ein schlechtes Gewissen. Der yogische Ansatz ist, den eigenen inneren Reichtum zu erkennen und zu kultivieren. Dieser Schlüssel zur inneren

Siehst du ein, dass du genug hast,
dann bist du wahrhaft reich.

Laotse

re nicht durch die Zurschaustellung des eigenen Reichtums – sei er nun materieller oder intellektueller Natur – in Versuchung zu führen, sich daran zu bereichern. Dieses Konzept ist nur vor dem Hintergrund zu verstehen, dass man im Yoga davon ausgeht, dass der innere Reichtum dem äußeren bei Weitem überlegen ist. Nicht nur das: Der äußere Reichtum ist vollkommen belanglos, wenn im Inneren gähnende Leere herrscht.

Wenn wir erst einmal feststellen, dass wir alles längst in uns haben, was wir brauchen, müssen wir uns nicht mehr an Besitz, Status oder Haltung von Genügsamkeit und Anspruchslosigkeit hält jeder Probe stand. Wer kennt nicht die Gelegenheiten, in denen sich unsere Wünsche, Erwartungen und Ansprüche nicht erfüllt haben, weil wir zu sehr darauf gepocht haben. Umgekehrt werden wir plötzlich vom Universum oder wem oder was auch immer beschenkt, nachdem wir jede Anspruchshaltung losgelassen haben. Es gilt also die etwas unmathematische Formel:

**Genügsamkeit +
Anspruchslosigkeit
= INNERER REICHTUM.**

ASANA-PRAXIS
Modesty is richness

+++ STÄRKT DEINE BAUCH- UND RÜCKENMUSKULATUR +++ BÜNDELT DEINE INNERE STÄRKE +++ LÄSST DICH ERKENNEN, WAS DU WIRKLICH BRAUCHST +++ LÄSST DICH DEINEN INNEREN REICHTUM ERKENNEN +++

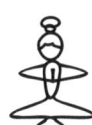

Anjali-Mudra
In einen bequemen, aufrechten Schneidersitz kommen, ggf. auf einem Kissen, Füße kreuzen, Hüften und Knie schwer werden lassen, Wirbelsäule aufrichten, Krone des Kopfes nach oben ziehen, Schambein sanft zum Bauchnabel ziehen, Schultern entspannen, Hände vor die Brust in Namaste, 3–5 Atemzüge.

EA = einatmen, AA = ausatmen

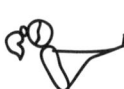

Halbes Boot
In einen Sitz am Boden kommen, AA, Bauchmuskulatur aktivieren, Beine anheben, an Kniegelenken oder Füßen halten, unteren Rücken gerade halten, EA Schambein etwas hochziehen, AA Bauchnabel nach innen und oben, 3–5 Atemzüge, Beine absenken.

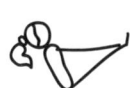

Boot
AA, Bauchmuskulatur wieder aktivieren, Beine anheben, unteren Rücken gerade halten, Beine strecken, 3–5 Atemzüge, Beine absenken.

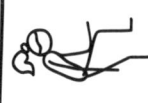

Gedrehtes Boot
In Rückenlage kommen, AA, Bauchmuskulatur aktivieren, rechtes Knie und linken Ellbogen zusammenziehen, unteren Rücken gerade halten, EA Ellbogen und Knie auseinanderziehen, 3–5 Wiederholungen auf jeder Seite.

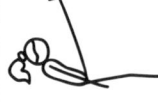

Dynamisches Boot mit gestrecktem Bein
In Rückenlage kommen, AA, Bauchmuskulatur aktivieren, rechtes Bein nach oben ziehen, Oberkörper dabei anheben, EA Bein und Oberkörper ablegen, 3–5 Wiederholungen auf jeder Seite.

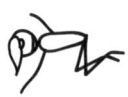

Krokodil
In Rückenlage kommen, EA beide Knie zur Brust ziehen, Arme rechts und links auf Schulterhöhe ausstrecken, Schultern am Boden lassen, AA beide Knie nach rechts fallen lassen, ggf. mit Block oder Kissen unterstützen, 3–5 Atemzüge jede Seite.

Ich habe alles, was ich brauche!

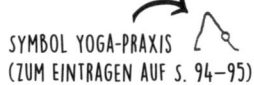

SYMBOL YOGA-PRAXIS (ZUM EINTRAGEN AUF S. 94–95)

PRANAYAMA DES MONATS
Sonnenatmung

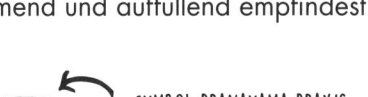

- Atmung ein paar Atemzüge beobachten
- dann nur noch über das rechte Nasenloch ein- und über das linke Nasenloch ausatmen
- Atmung ist regelmäßig und mühelos, d. h., die Einatmung ist genauso lang wie die Ausatmung
- 3–5 Minuten (mit Wecker), nachspüren, ob du die Sonnenatmung als energiespendend, nährend, wärmend und auffüllend empfindest

SYMBOL PRANAYAMA-PRAXIS
(ZUM EINTRAGEN AUF S. 94–95)

MEDITATION DES MONATS
Licht-Meditation

- bequem hinsetzen, Augen schließen, entspannen, ruhig atmen
- die Sonne oder eine Kerze oder eine andere Lichtquelle vor deinem inneren Auge visualisieren
- visualisieren, Licht und Wärme aufzunehmen und durch deinen Körper strömen zu lassen; Gedanken kommen und gehen lassen, ohne zu bewerten
- immer wieder dein Bild vor dein inneres Auge zurückholen und beobachten, was passiert
- ca. 5 Minuten (mit Wecker), nachspüren

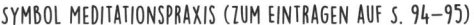

SYMBOL MEDITATIONSPRAXIS (ZUM EINTRAGEN AUF S. 94–95)

Meine Praxis

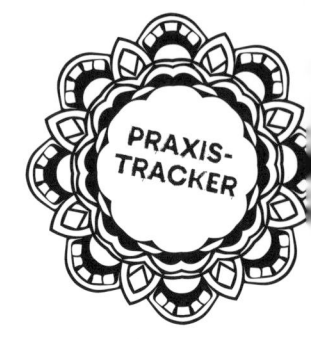

PRAXIS-
TRACKER

MONAT
EINTRAGEN →

....

TAG EINTRAGEN

4	5	6	7 ....
12	13	14	15 ....
20	21	22	23 ....
28	29	30	31 ....

WIE LANGE GEÜBT?

○ 10 Min.

○ 20 Min. ↖ FARBEN BESTIMMEN

○ 30 Min.

1	2	3 ....
**....	9	10	11 ....

....	9	10	11 ....
6	17	18	19 ....
4	25	26	27 ....

HIGHLIGHTS?
WIDERSTÄNDE?
WAS NEHME ICH MIT?

....

....

....

Habit Tracker

WOCHENTAGE
EINTRAGEN

1 2 3 4 5 6 7 8 9 10 11 12 13 14 15 16 17 18 19 20 21 22 23 24 25 26 27 28 29 30 31

**WELCHE POSITIVEN
GEWOHNHEITEN/
RITUALE MÖCHTE
ICH ETABLIEREN**

MONAT + JAHR EINTRAGEN

....

PRAXIS-MOOD-TRACKER

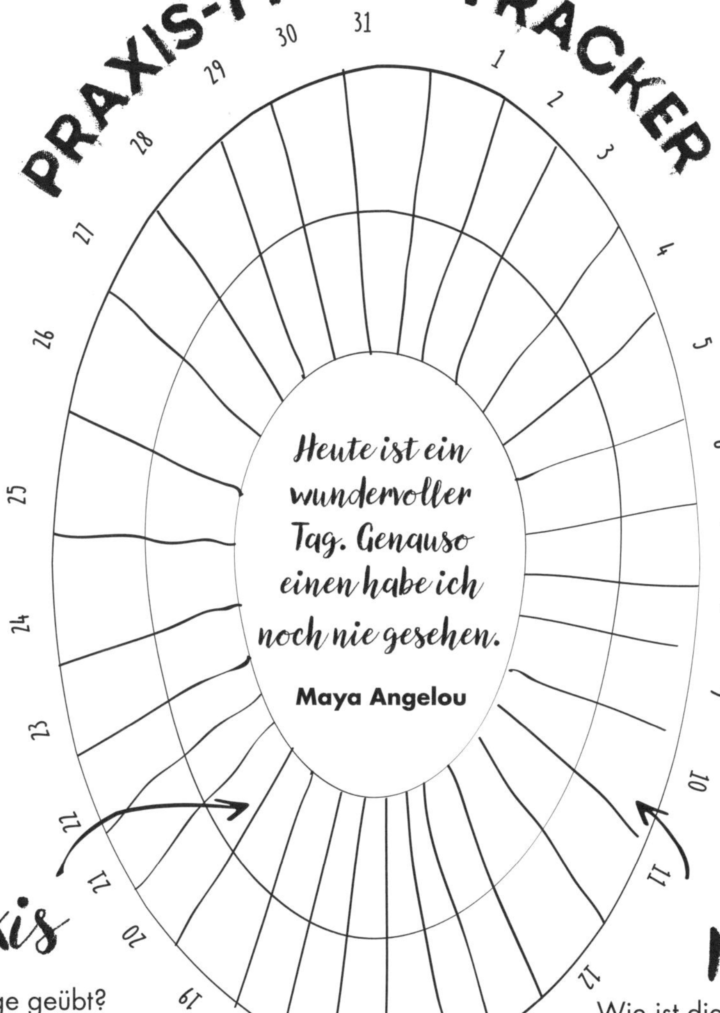

30 31
29   1
28   2
27   3
26   4
25   5
24   6
23   7
            8
22   9
21   10
20   11
19   12
18   13
17   14
16 15

Heute ist ein wundervoller Tag. Genauso einen habe ich noch nie gesehen.

Maya Angelou

Praxis

Wie lange geübt?
◯ 10 Min.
◯ 20 Min.
◯ 30 Min.

FARBEN BESTIMMEN
UND AUSMALEN

Mood

Wie ist die Stimmung?
supi ◯
ganz o. k. ◯
bescheiden ◯
besch... ◯

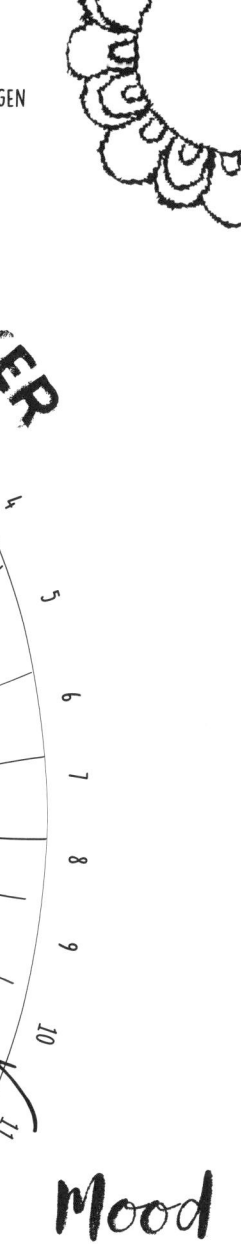

97

Time-out mit mir

Diese schlichten Achtsamkeitsübungen lassen dich inne halten und die Fülle in deinem Leben erkennen!

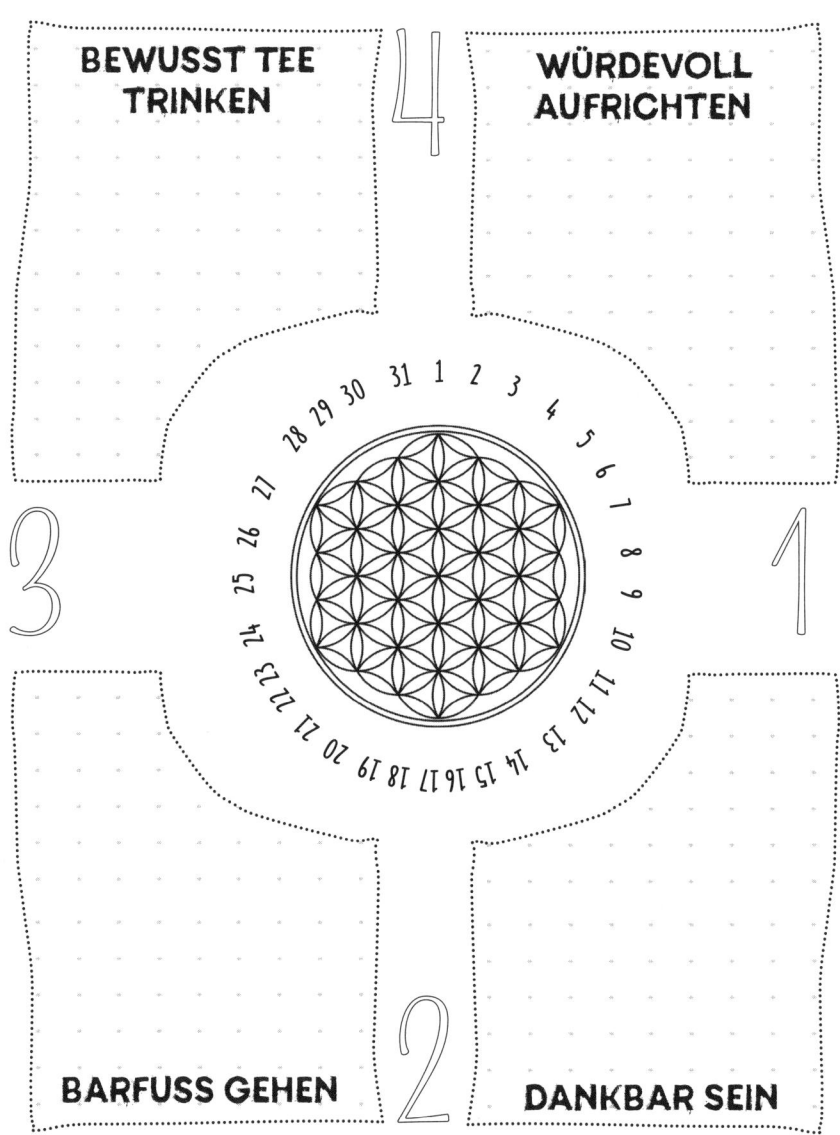

BEWUSST TEE TRINKEN

4

WÜRDEVOLL AUFRICHTEN

3

1

BARFUSS GEHEN

2

DANKBAR SEIN

Mein Monat auf einen Blick

ERKENNTNIS DES MONATS

....

....

....

....

....

LACHER DES MONATS

....

....

....

....

....

WIE WAR MEIN MONAT?

◯ HERVORRAGEND

◯ GANZ O.K.

◯ KÖNNTE DEUTLICH BESSER SEIN

◯ GUT, DASS ER VORBEI IST

TRAURIGER MOMENT DES MONATS

....

....

....

....

ÜBERRASCHUNG DES MONATS

....

....

....

....

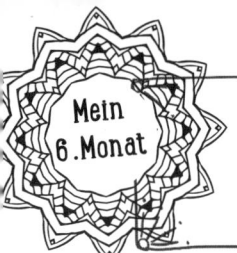

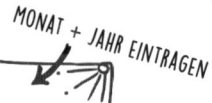

Balance & Harmonie

Wenn das Wörtchen »wenn« nicht wäre! Wie oft haben wir uns nicht schon gesagt: »Wenn dieses oder jenes passiert, dann mache ich weniger ...« Oder: »Wenn ..., dann mache ich mehr ...« Die Realität sieht meistens anders aus. Bei allem, was wir tun oder nicht tun, haben wir oft ein Zuviel oder ein Zuwenig davon. Wir arbeiten zu viel, entspannen zu wenig, sind zu träge oder zu aktiv; geben zu viel oder zu wenig, nehmen zu viel oder zu wenig. Wir sind alles Mögliche, aber meist weit davon entfernt, harmonisch mit uns selbst und mit allem um uns herum zu sein. Wieso nur fällt es uns so schwer, das richtige Maß und ein ausgewogenes Verhältnis zwischen all diesen Gegensätzlichkeiten zu finden? Wie finden wir eine sinnvolle Balance zwischen Askese und Sinnenrausch?

Die Maxime Maßhalten (Brahmacharya, 1. Glied, 4. Yama) bietet uns einen praktischen Lösungsansatz. Grundsätzlich geht die Yoga-Philosophie davon aus, dass alles Gegensätzliche zwei Seiten der gleichen Medaille sind, die es auszugleichen gilt. Brahmacharya bedeutet Maßhalten in allen Lebensbereichen. Alles Übermaß und alle Abhängigkeiten führen nach Patanjali dazu, dass wir aus dem Zustand der Balance gerissen und unser Denken und Handeln davon bestimmt werden, wie wir unsere Begierden erfüllen. Genau dies gilt es, durch Brahmacharya abzumildern. Es geht bei dieser Verhaltensmaxime also nicht um vollständige Abstinenz, sondern darum, sich seinen Leidenschaften nicht auszuliefern und von ihnen unabhängig zu werden. Brahmacharya bezieht sich ursprünglich auf sexuelle Enthaltsamkeit, was aber im modernen, vom Tantra beeinflussten Yoga keine Rolle mehr spielt. Dennoch bietet dieser Ansatz viel Hilfestellung im täglichen Leben. Die Ausrichtung auf das Wesentliche – was auch immer das gerade individuell bedeutet – lässt uns unsere Sinne so kontrollieren, dass wir in der Lage sind, verantwortungsvoll und bewusst zu handeln und nicht durch Begierde, Verlangen oder gar Sucht gesteuert zu werden.

Das Konzept und die Qualitäten der Gunas, jener Kräfte, aus denen in der Yoga-Philosophie das äußer-

tiven Sinne: behäbig, müde, depressiv, hoffnungslos, dunkel, traurig, schwerfällig und träge. In unseren unterschiedlichen Körper- und Geisteszuständen finden wir genau diese Qualitäten wieder – mal ist die eine, mal die andere vorherrschend.

Yoga ist die Verschmelzung von Gegensätzlichkeiten.

Mark Whitwell

lich Wahrnehmbare (Prakriti) besteht, hilft uns, uns im Maßhalten zu üben. In der Welt herrscht immer eine Mischung aus Sattva, Rajas und Tamas. Sattva wird mit Attributen wie klar, hell, heiter, inspiriert, friedvoll, zufrieden, leicht, rein und ausgeglichen beschrieben. Mit der positiven Rajas-Seite werden Adjektive wie aktiv, bewegt, zielstrebig, kreativ, schaffend und – im besten Sinne – leidenschaftlich verbunden, mit der Kehrseite der Rajas-Medaille unbeständig, ruhelos, überaktiv, zerstreut, aufgeregt und impulsiv. Tamas bedeutet im positiven Sinne: fest, bewegungslos, solide, stabil, standhaft und ausdauernd. Im nega-

Das Bestreben des Yogis ist, sich vor allem in Sattva einzufinden. Sind wir z. B. träge und müde (Tamas), hilft uns die physische Bewegung der Asana-Praxis, um wieder aktiver zu werden. Sind wir eher rastlos und unruhig, nähern wir uns durch Meditation oder Entspannung Sattva. Diese Prinzipien ziehen sich durch alle Handlungen – Arbeit, Sport, Entspannung, Schlaf, Ernährung etc. –, aber auch durch alle Gedanken und Gefühle wie ein roter Faden. Wir versuchen dabei, so sattvisch wie möglich zu sein. So halten wir unseren Energiehaushalt immer gut in Schuss!

Mit Yoga lässt sich das Chaos widerstreitender Gedanken besänftigen.

B. K. S. Iyengar

ASANA-PRAXIS
Finde Balance

+++ STÄRKT DEINE FUSS- UND BEINMUSKULATUR
+++ FÖRDERT DEINEN GLEICHGEWICHTSSINN
+++ LÄSST DICH GENAU DIE RICHTIGE
BALANCE ZWISCHEN ANSTRENGUNG UND
ENTSPANNUNG FINDEN +++

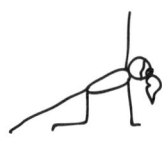

Seitstütz mit abgesenktem Knie

Vom Vierfußstand rechtes Bein seitlich ausstrecken, Hüfte öffnen, linke Hand und linkes Knie bilden mit rechtem Fuß eine Linie, diese Körperteile fest in den Boden drücken, rechten Arm nach oben strecken, Schultern und Arme bilden eine Linie, 3–5 Atemzüge halten, wechseln.

EA = einatmen, AA = ausatmen

Seitstütz mit gestreckten Beinen

Wieder in die vorherige Asana kommen, EA das linke Knie abheben und Bein strecken, dabei Füße übereinanderstapeln, Hüften nach oben ziehen, 3–5 Atemzüge halten, wechseln.

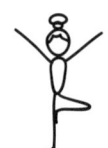

Baum

In aufrechten Stand kommen, rechten Fuß fest in den Boden pressen, Krone des Kopfes nach oben ziehen, EA, linken Fuß anheben, Hüfte öffnen, AA, linken Fuß auf rechten Oberschenkel oder Wade aufsetzen, Arme in ein V heben, 3–5 Atemzüge, wechseln.

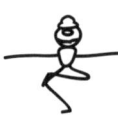

Stuhlhaltung mit 4

In aufrechten Stand kommen, EA, rechtes Bein beugen, AA linken Fuß anheben, Hüfte öffnen, linken Fuß auf rechtes Knie legen, Arme seitlich ausstrecken, 3–5 Atemzüge, wechseln.

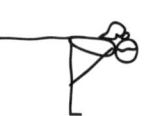

Stehende Grätsche

Festen Stand im rechten Fuß, EA, linkes Bein heben, AA Hände auf rechter Wade abstützen, so weit wie möglich nach vorn beugen, linkes Bein so hoch wie möglich, Hüfte geschlossen halten, 3–5 Atemzüge, wechseln.

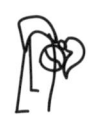

Entspannte Vorbeuge

Füße mattenweit aufstellen, Oberkörper entspannt hängen lassen, Schultern und Arme locker baumeln lassen, 3–5 Atemzüge, langsam aufrollen.

Ich bin ausgeglichen!

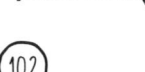

PRANAYAMA DES MONATS
Nadi Shodana Pranayama – Wechselatmung

- abwechselndes Ein- und Ausatmen durch beide Nasenlöcher, synchronisiert und gleicht beide Körperhälften sowie aktive und passive Energien aus, fördert ein Gefühl der Ausgeglichenheit
- ein paarmal durch beide Nasenlöcher ein- und ausatmen
- eine Hand heben, Daumen und Ringfinger neben rechtes und linkes Nasenloch aufsetzen, Zeige- und Mittelfinger auf den Punkt zwischen den Augenbrauen
- rechts verschließen, links

einatmen, links verschließen, rechts ausatmen, rechts einatmen, rechts verschließen, links ausatmen → ein Zyklus
- 5 Minuten (mit Wecker), mit links ausatmen abschließen, nachspüren

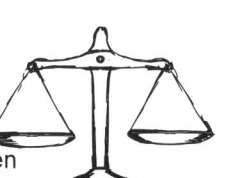

SYMBOL PRANAYAMA-PRAXIS
(ZUM EINTRAGEN AUF S. 104–105)

MEDITATION DES MONATS
Baum-Meditation

- bequem hinsetzen, Augen schließen, entspannen, ruhig atmen
- einen starken, großen Baum mit starken Wurzeln vor deinem inneren Auge visualisieren
- Erdung und Verwurzelung des Baumes aufnehmen, Standhaftigkeit durch deinen Körper strömen zu lassen, Gedanken kommen und gehen lassen, ohne zu bewerten
- immer wieder dein Bild vor dein inneres Auge zurückholen und beobachten, was passiert
- ca. 5 Minuten (mit Wecker), nachspüren

SYMBOL MEDITATIONSPRAXIS
(ZUM EINTRAGEN AUF S. 104–105)

WANN GEÜBT?

☀ morgens   ☀ abends

WAS GEÜBT?

⛰ Asana   ◎ Meditation   ☐ Pranayama

1	2	3	**WIE LANGE GEÜBT?** ○ 10 Min. ○ 20 Min. ○ 30 Min. *FARBEN BESTIMMEN*
4	5	6	7 ....
12	13	14	15 ....
20	21	22	23 ....

....

....

....

HIGHLIGHTS? WIDERSTÄNDE? WAS NEHME ICH MIT?

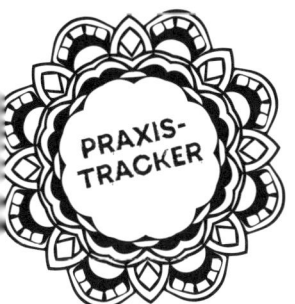

Meine Praxis

PRAXIS-
TRACKER

MONAT EINTRAGEN

TAG EINTRAGEN

8	9	10	11 ....
6	17	18	19 ....
4	25	26	27 ....
28	29	30	31 ....

Habit Tracker

1 2 3 4 5 6 7 8 9 10 11 12 13 14 15 16 17 18 19 20 21 22 23 24 25 26 27 28 29 30 31

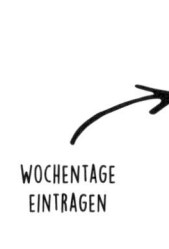

WOCHENTAGE
EINTRAGEN

**WELCHE POSITIVEN
GEWOHNHEITEN/
RITUALE MÖCHTE
ICH ETABLIEREN**

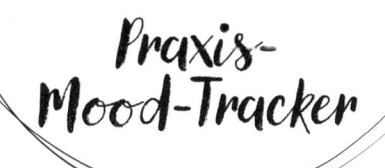

Praxis-
Mood-Tracker

MONAT + JAHR EINTRAGEN

	PRAXIS	MOOD	GEDANKE DES TAGES
1			
2			
3			
4			
5			
6			
7			
8			
9			
10			
11			
12			
13			
14			
15			
16			
17			
18			
19			
20			
21			
22			
23			
24			
25			
26			
27			
28			
29			
30			
31			

GRÜN: 30 MIN. GRÜN: GROSSARTIG
GELB: 15 MIN. GELB: OKAY
ROT: 0 MIN.   ROT: ALARM

Allround-Monitor

WORK - SPORTS - RELAX - FOOD - SLEEP - WELLBEING

DATUM	WORK	SPORTS	RELAX	FOOD	SLEEP	WELLBEING
1						
2						
3						
4						
5						
6						
7						
8						
9						
10						
11						
12						
13						
14						
15						
16						
17						
18						
19						
20						
21						
22						
23						
24						
25						
26						
27						
28						
29						
30						
31						

FARBEN BESTIMMEN UND AUSMALEN

WORK
O NAH AM BURN-OUT
O AUSGEGLICHEN
O NAH AM BORE-OUT

SPORTS
O HOCHAKTIV
O GENAU RICHTIG
O NADA/NIENTE/NIX

RELAX
O KEINE ZEIT
O PERFECTO
O COUCH-POTATO

FOOD
O SCHARF & SCHNELL
O LEICHT & BEKÖMMLICH
O SCHWER & VIEL

SLEEP
O ZU KURZ
O GENAU RICHTIG
O ZU LANG

WELLBEING
O TOPFIT
O MITTELPRÄCHTIG
O MIES

Mein Monat auf einen Blick

→ TRAGE AUF SEITE 28 UND AUF SEITE 35 DEN STATUS QUO DEINER ZIELE MIT BULLETS EIN

ERKENNTNIS DES MONATS

....

....

....

....

....

....

LACHER DES MONATS

....

....

....

....

WIE WAR MEIN MONAT?

○ HERVORRAGEND

○ GANZ O.K.

○ KÖNNTE DEUTLICH BESSER SEIN

○ GUT, DASS ER VORBEI IST

TRAURIGER MOMENT DES MONATS

....

....

....

....

....

ÜBERRASCHUNG DES MONATS

....

....

....

....

Halbjahresbilanz

TIME-OUT MIT MIR

Halbjahresbilanz – Let's check it out

Wofür bin ich dankbar?

Was habe ich gelernt?

Was habe ich erkannt?

Was habe ich geändert?

Was habe ich mich getraut?

Wenn nicht, was hält mich davon ab?

Was mache ich richtig gern?

Mit wem lache ich am meisten?

Was möchte ich Neues lernen?

Womit möchte ich mich herausfordern?

Was ist mein Lieblingsritual?

Was ist mein Lieblingsspruch?

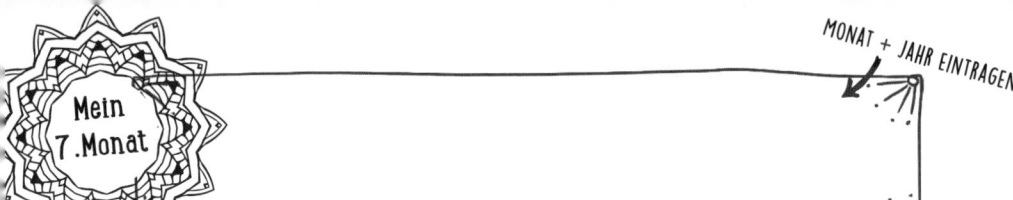
Loslassen & Akzeptanz

Wir alle kennen das: Im Verlauf des Lebens sammeln sich Unmengen von Dingen an – Dinge, die wir uns irgendwann einmal selbst gekauft oder die wir geschenkt bekommen haben, ob sie uns jemals gefallen haben oder nicht. Oder wir häufen Sachen an, um negative Gefühle zu kompensieren. Wie oft tun wir uns »etwas Gutes«, wenn wir traurig oder einsam sind oder sonst einen Schmerz oder Mangel erleben. Irgendwann jedoch dreht sich das Blatt, und diese schiere Masse wird zu Ballast. Sie limitiert uns in unserer äußeren Bewegungsfreiheit, da wir uns um all diese Dinge kümmern müssen. Und sie limitiert uns in unserer inneren Freiheit, weil wir an diesen Dingen festhalten und Angst haben, sie zu verlieren. Und das, obwohl wir am Ende eh nichts mitnehmen können. Wozu also das Ganze?

Beim Thema »Loslassen« passt die Maxime Nicht-Horten (Aparigraha, – 1. Glied, 4. Yama) hervorragend als Hilfestellung. Das Konzept von Aparigraha ist dem von Asteya (Nicht-Stehlen) ähnlich, das aber eher auf eine innere Haltung von Anspruchslosigkeit und Genügsamkeit abzielt. Es geht bei Aparigraha natürlich auch um die Reflexion auf das, was wir tatsächlich brauchen oder bewusst möchten (Kleidung, Wohnung, Auto etc.), und die mit unserem Konsumverhalten verbundenen Konsequenzen. Aber das Praktizieren von Aparigraha geht weiter und konzentriert sich stärker auf die innere Haltung des Nicht-Festhaltens oder – yogisch ausgedrückt – des Nicht-Anhaftens. Wir beobachten, inwieweit wir unsere eigene Wertigkeit und unsere eigene Wertschätzung über äußere Besitztümer und Statussymbole abhängig machen. Die Angst vor Verlust bewirkt das Anhaften, was uns in die Abhängigkeit anstatt in die gewünschte Freiheit bringt. Dagegen ist nach der Yoga-Philosophie nur ein Kraut gewachsen: den eigenen inneren Wert erkennen, der unabhängig ist von äußeren und vergänglichen Besitztümern. Spinnen wir den Faden noch weiter, lernen wir mit Aparigraha, nicht mehr an Geschehenem festzuhalten, keine Erinnerungen zu horten und nicht mehr in dem, was war, gefangen zu bleiben. Selbst wenn wir in Erinnerungen schwelgen, leiden wir, weil wir von Dingen auch den angenehmen Nebeneffekt, dass sie anderen – möglicherweise Bedürftigeren – zugutekommen, seien es materielle Güter, die wir an Organisationen spenden können, seien es unsere Zeit und Energie, die wir sinnvoller einsetzen wollen. Wer noch einen Schritt weiter gehen möchte, mistet

Wenn du etwas loslässt, bist du etwas glücklicher. Wenn du viel loslässt, bist du viel glücklicher. Wenn du alles loslässt, bist du frei.

Ajahn Chath

an diesen Zeiten anhaften. Schlimmer noch, wenn wir an negativen Erfahrungen anhaften, leiden wir, obwohl sie längst vorbei sind. So oder so können wir mit dem Praktizieren von Aparigraha immer mehr von Geschehenem loslassen und akzeptieren, was war.

Praktisch bedeutet Aparigraha zunächst einmal das Ausmisten, und zwar in allen Bereichen unseres Lebens. Was brauchen wir wirklich, um glücklich zu sein? Wozu sollten Dinge gut sein, die uns nicht (mehr) gefallen, die uns Zeit, Geld oder Energie rauben oder uns sonst wie belasten. Zudem hat das Loslassen

auch noch seine Erinnerungskiste aus. Wir können das bewusste Loslassen von Geschehenem üben: von unerfüllten Erwartungen, Hoffnungen und Wünschen, von negativen Gefühlen, die aus der Vergangenheit rühren und uns ausschließlich belasten. Wenn wir uns des vergänglichen Charakters von Besitz und Geschehenem bewusst sind, wirklich akzeptieren, was war und was wir einmal wollten, jetzt aber nicht mehr brauchen, und all das loslassen, gehen wir in die Leichtigkeit und Freiheit. Alles Unnötige, Belastende und Schwere fließt von uns ab. Was für eine Erleichterung!

ASANA-PRAXIS
Let it go, let it flow

+++ DEHNT UND ENTSPANNT BECKEN, BAUCH, PO UND RÜCKEN +++ DEHNT INNERE UND HINTERE OBERSCHENKELMUSKULATUR +++ MASSIERT UND ENTSPANNT BAUCH- UND VERDAUUNGSORGANE +++ ÖFFNUNG DER HÜFTE FÖRDERT DAS LOSLASSEN VON ALTEM +++

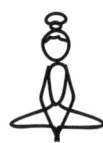

Schusterhaltung

Aufrecht hinsetzen, Knie zum Oberkörper ziehen und zu den Seiten sinken lassen, Fußsohlen aufeinander, Fersen nah ans Schambein, Hüften weit öffnen, Oberschenkel nach außen und unten ziehen, 3–5 Atemzüge.

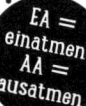

EA = einatmen, AA = ausatmen

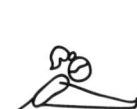

Schusterhaltung mit Vorbeuge

EA Wirbelsäule lang ziehen, unteren Rücken lang lassen, AA aus der Hüfte nach vorn beugen, Steißbein nach hinten schieben, mit den Ellbogen Knie sanft weiter in Richtung Boden pressen, 3–5 Atemzüge.

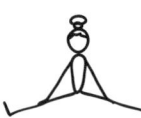

Nase-Knie-Haltung

Aufrecht hinsetzen, rechtes Bein zur Seite anwinkeln, Fuß an die Innenseite des linken Oberschenkels, linkes Bein aktiv, EA unteren Rücken verlängern, AA zum rechten Bein drehen und aus der Hüfte nach vorn beugen, evtl. Zehen greifen, 3–5 Atemzüge, wechseln.

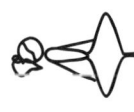

Weite Grätsche

In eine weite Grätsche setzen, EA Arme hochstrecken, Becken und Rücken gerade aufrichten, AA mit geradem Rücken nach vorn beugen, Hände absetzen, Rücken bleibt gerade, EA Brustbein nach vorn ziehen, AA Oberkörper sinken lassen, 5–7 Atemzüge.

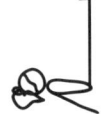

Liegende Schusterhaltung

In Rückenlage Beine anwinkeln, Fußsohlen aufeinanderlegen, Knie zur Seite in Richtung Boden sinken lassen, ggf. mit Blöcken unterstützen, Arme entlang des Körpers ausstrecken, Augen schließen, ganzen Körper entspannen, 7–10 Atemzüge.

Empfehlung: Asana-Praxis mit Atemübung von Seite 115 kombinieren!

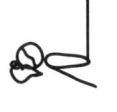

Liegender Stock

In Rückenlage Beine nach oben strecken, Block unter das Kreuzbein legen, Beine bleiben fast ohne Anstrengung oben, Oberkörper, Arme und Kopf entspannen, Augen schließen, 5–7 Atemzüge.

SYMBOL YOGA-PRAXIS
(ZUM EINTRAGEN AUF S. 116–117)

Ich lasse los!

PRANAYAMA DES MONATS
Betonung der Ausatmung

- zunächst in einem regelmäßigen Muster auf 4 ein- und auf 4 ausatmen
- in jeder Runde eine Zählzeit mehr in der Ausatmung, 4:5, 4:6, 4:7, 4:8, Ausatmung durch den offenen Mund
- je nach Atemvolumen auf 3:6 reduzieren oder auf 5:10 erhöhen
- dabei innerlich rezitieren: EA »Ich lasse ...« AA »... los«
- doppelt so lange ausatmen als einatmen; 5 Minuten üben (Wecker)
- nachspüren, ob durch die verlängerte Ausatmung durch den Mund ein Gefühl der Entspannung und des Loslassens wahrnehmbar ist

SYMBOL PRANAYAMA-PRAXIS
(ZUM EINTRAGEN AUF S. 116–117)

MEDITATION DES MONATS
Schüttel-Meditation

- sicherstellen, ungestört und unbeobachtet zu sein
  - in die Rückenlage kommen, Beine und Arme nach oben in die Luft strecken
  - Arme und Beine 5 Minuten kräftig schütteln (mit Wecker)
- in Rückenlage nachspüren, ob befreiende Wirkung wahrnehmbar ist

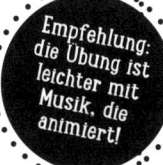

Empfehlung: die Übung ist leichter mit Musik, die animiert!

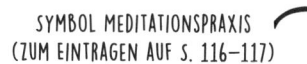
SYMBOL MEDITATIONSPRAXIS
(ZUM EINTRAGEN AUF S. 116–117)

Meine Praxis

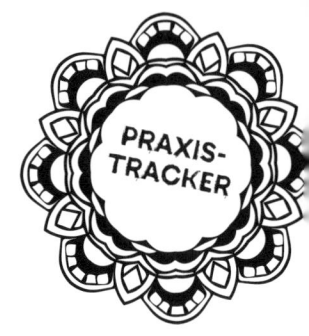

PRAXIS-TRACKER

MONAT
EINTRAGEN →

....

TAG EINTRAGEN

4	5	6	7 ....
12	13	14	15 ....
20	21	22	23 ....
28	29	30	31 ....

WIE LANGE GEÜBT?

◯ 10 Min.

◯ 20 Min.

◯ 30 Min.

FARBEN BESTIMMEN

1	2	3 ....
8	9	10	11 ....
6	17	18	19 ....
4	25	26	27 ....

HIGHLIGHTS?
WIDERSTÄNDE?
WAS NEHME ICH MIT?

....

....

....

Habit Tracker

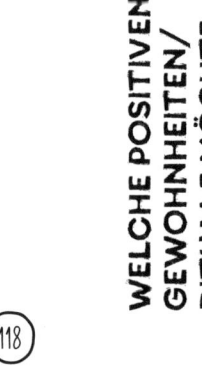

WOCHENTAGE
EINTRAGEN

1 2 3 4 5 6 7 8 9 10 11 12 13 14 15 16 17 18 19 20 21 22 23 24 25 26 27 28 29 30 31

WELCHE POSITIVEN GEWOHNHEITEN/ RITUALE MÖCHTE ICH ETABLIEREN?

Praxis-Sleep- & Mood-Tracker

WIE LANGE HABE ICH GEÜBT?

10 MIN. 20 MIN. 30 MIN.

WOCHENTAG

WIE VIELE STUNDEN HABE ICH GESCHLAFEN?

WIE IST DIE STIMMUNG?

SUPI GANZ O.K. BESCHEIDEN BESCH...

1
2
3
4
5
6
7
8
9
10
11
12
13
14
15
16
17
18
19
20
21
22
23
24
25
26
27
28
29
30
31

FUCK IT*

LOSLASSEN LEICHT GEMACHT

WAS MÖCHTE ICH LOSLASSEN?

1 ....

2 ....

3 ....

4 ....

AB INS WASSER DAMIT!

– MIT DEM RÜCKEN ZUM WASSER STELLEN (MEER, FLUSS, SEE, TEICH, SCHWIMMBAD O.Ä.)
– AUSSPRECHEN, WAS DU LOSLASSEN MÖCHTEST, FOKUS DARAUF HALTEN
– DABEI:

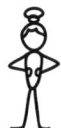
1. EA Oberarme am Körper, Ellbogen 90° beugen, Fäuste machen

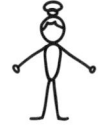
2. AA kraftvoll Atem ausstoßen, Ellbogen zur Seiten ziehen

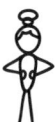
3. EA Oberarme am Körper, Ellbogen 90° beugen, Fäuste machen

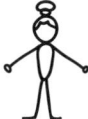
4. AA kraftvoll Atem ausstoßen, Ellbogen zur Seiten ziehen

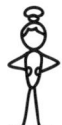
5. EA Oberarme am Körper, Ellbogen 90° beugen, Fäuste machen

6. AA kraftvoll Atem austoben, Ellbogen maximal beugen, Handinnenflächen schnell zum Wasser hin öffnen
→ laut oder leise »FUCK IT« sagen und ab damit ins Wasser

*angelehnt an Methode von John C. Parkin und Gaia Pollini

Mein Monat auf einen Blick

ERKENNTNIS DES MONATS

LACHER DES MONATS

....

....

....

....

....

....

....

....

....

....

WIE WAR MEIN MONAT?

○ HERVORRAGEND

○ GANZ O.K.

○ KÖNNTE DEUTLICH BESSER SEIN

○ GUT, DASS ER VORBEI IST

TRAURIGER MOMENT DES MONATS

ÜBERRASCHUNG DES MONATS

....

....

....

....

....

....

....

....

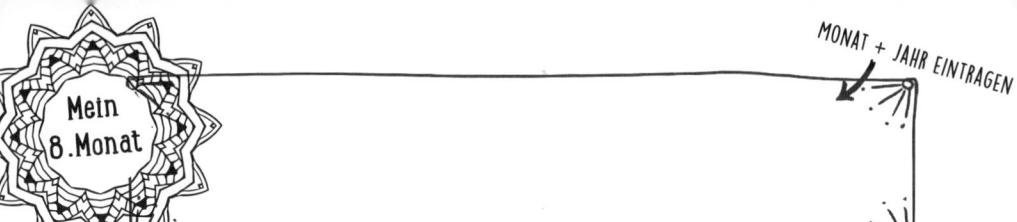

Reinheit & Verzeihen

Über unsere Sauberkeit machen wir uns meistens recht wenige Gedanken. Wenn wir aber anfangen, uns die verschiedenen Ebenen von Sauberkeit und Hygiene anzuschauen, stellen wir fest, wie vielschichtig dieses Thema ist. Wir achten vielleicht doch nicht immer so genau darauf, was wir essen, woraus unsere Kleidung besteht, welche Verschmutzungen wir auslösen. Wie rein können wir überhaupt sein? Und weiter gedacht: Welche Gedanken und Gefühle produzieren wir, die wir nicht guten Gewissens als rein oder heilsam bezeichnen können? Welche Verschmutzungen und

Unter der ethischen Maxime Reinheit (Shaucha, 2. Glied, 1. Niyama), versteht die Yoga-Philosophie nicht nur die normale tägliche Hygiene und die Reinhaltung auf äußerlicher Ebene, sondern die Reinhaltung des gesamten Körpers, des Geistes und des Herzens. Im Verlauf der Jahrhunderte hat sich ein ganzer Katalog an möglichen Yoga-Praktiken entwickelt, wobei sich insbesondere die Hatha Yoga Pradipika (neben der Bhagavad Gita und den YogaSutras von Patanjali der dritte maßgebliche yogische Grundlagentext) mit der Reinigung des Körpers befasst. Zum einen empfiehlt sie eine regelmäßige

Verzeihen ist eine Eigenschaft des Starken.

Mahatma Gandhi

Verkrustungen gibt es in unseren Herzen? Wie oft kehren wir im sprichwörtlichen Sinne etwas unter den Teppich, weil wir uns nicht damit befassen wollen? Für all diese Verunreinigungen bietet Yoga Mittel zur Verbesserung der inneren Hygiene.

Asana-Praxis, wie sie heute auch vielfach geübt und geschätzt wird. Es wird auch eine bewusste, gesunde Ernährung erwähnt, die frisch, leicht und nahrhaft sein soll und in angemessener Menge zur geeigneten Zeit und in gelassener Gemütsverfassung eingenommen werden soll. Verschiedene Atemübungen (Pranayama) erfüllen auch einen reinigenden Zweck. Es gibt also viele Möglichkeiten, unseren Körper zu reinigen. Aber damit nicht genug – Shaucha betrifft auch die Reinigung unseres Geistes. Die yogische Idee ist, die Wirkung der Kleshas so weit wie möglich zu reduzieren, sodass wir auch im Geist so rein und unbelastet wie möglich sind.

res eigenen Herzens zur Folge. Meistens fällt es uns unglaublich schwer, jemandem zu verzeihen oder um Verzeihung zu bitten. Dabei lohnt es sich immer! Verzeihen entsteht nicht aus dem inneren Gefühl, wie großmütig man doch sei, und ist schon gar nicht an Bedingungen geknüpft. Beides wäre eine rein egogesteuerte Handlung. Jemandem zu vergeben geht viel tiefer und berührt in erster Linie uns selbst. Wir

An Ärger festzuhalten ist, als hieltest du ein glühendes Stück Kohle fest mit der Absicht, es nach jemandem zu werfen – derjenige, der sich dabei verbrennt, bist du selbst.

Buddha

Aber damit immer noch nicht genug – Shaucha betrifft auch die Reinigung unseres Herzens. Shaucha bietet uns die beste Voraussetzung, um uns Belastungen im wahrsten Sinne des Wortes von der Seele zu waschen. Die Reinigung des Herzens spielt vor allem in Beziehungen zu anderen Menschen eine große Rolle. Ob wir jemandem etwas nicht verzeihen wollen oder nicht in der Lage sind, um Verzeihung zu bitten, beides hat eine Verschmutzung unse-

reinigen und befreien uns von dem eigenen Schmerz, der durch das, was wir verzeihen, ausgelöst wurde. Die Kunst dabei ist, nicht nur zu verzeihen, sondern auch zu vergessen, um das Geschehene aus dem Kopf und aus dem Herzen zu bekommen und ihm die Macht zu nehmen. Ebenso verhält es sich, wenn wir um Verzeihung bitten. Mit dem kleinen Wörtchen »sorry« befreien wir uns von der Belastung in unserem Herzen – welch ein Segen!

ASANA-PRAXIS
Body & Soul Detox

+++ MASSIERT UND STIMULIERT VERDAUUNGSORGANE +++ FÖRDERT REINIGUNGSPROZESSE DES KÖRPERS +++ LÖST VERSPANNUNGEN IN DER BRUSTWIRBELSÄULE +++ LÖST EMOTIONALE UND MENTALE VERKRUSTUNGEN +++ WOHLTUEND UND BERUHIGEND +++

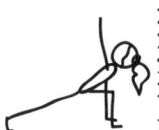

Gedrehter Seitwinkel

In tiefen Ausfallschritt kommen, rechtes Knie vorn über Sprunggelenk ausrichten, linke Hand flach auf den Boden oder einen Block aufsetzen, EA Wirbelsäule lang ziehen, AA nach rechts aufdrehen, rechten Arm anheben, 3–5 Atemzüge, Seite wechseln.

EA = einatmen, AA = ausatmen

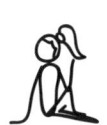

Drehsitz

Am Boden sitzend rechtes Bein über das linke kreuzen, rechten Fuß auf dem Boden aufsetzen, linkes Bein anwinkeln, linker Fuß liegt neben der Hüfte, AA nach rechts drehen, rechte Hand aufsetzen, linken Ellbogen an rechtes Knie, 3–5 Atemzüge, Seite wechseln.

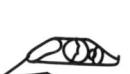

Gedrehtes Ohr-zum-Knie

Am Boden sitzend rechtes Bein anwinkeln, Fußsohle an linken Oberschenkel, Oberkörper nach rechts drehen, linke Flanke über linkes Bein ziehen, evtl. Fuß greifen, Oberkörper seitlich aufgedreht lassen, Ohr zum Knie, 3–5 Atemzüge, Seite wechseln.

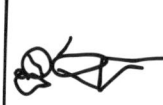

Krokodil

In Rückenlage linken Arm auf Schulterhöhe ausstrecken, linkes Knie zur Brust ziehen, AA Knie nach rechts fallen lassen, Schultern bleiben am Boden, rechte Hand auf linkes Knie, rechtes Bein bleibt gestreckt, 3–5 Atemzüge, Seite wechseln.

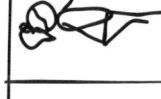

Krokodil-Variation

In Rückenlage linken Arm auf Schulterhöhe ausstrecken, linkes Bein ausgestreckt zur Brust ziehen, AA linkes Bein nach rechts fallen lassen, Schultern am Boden, rechte Hand greift linken Fuß, evtl. mit Gurt, rechtes Bein anwinkeln, mit linker Hand Fuß greifen, 3–5 Atemzüge, Seite wechseln.

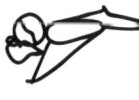

Brücke

In Rückenlage Füße knapp hinter dem Gesäß hüftgelenkweit aufstellen, EA Becken heben und nach oben drücken, Hände unter dem Körper falten und in Oberarme und Füße pressen, AA Steißbein Richtung Knie schieben, 3–5 Atemzüge.

Ich reinige mich auf allen Ebenen!

SYMBOL YOGA-PRAXIS (ZUM EINTRAGEN AUF S. 126–127)

PRANAYAMA DES MONATS
Reinigende Löwen-Atmung

- sicherstellen, ungestört und unbeobachtet zu sein, entspannt hinsetzen
- tief einatmen, mit einem Zischlaut kräftig ausatmen, dabei die Zunge so weit wie möglich herausstrecken und auf den Punkt zwischen den Augenbrauen schielen (drittes Auge)

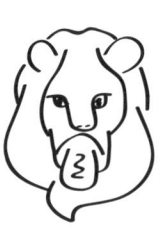

- 10 × wiederholen
- nachspüren, ob eine befreiende, reinigende Wirkung wahrnehmbar ist

SYMBOL PRANAYAMA-PRAXIS
(ZUM EINTRAGEN AUF S. 126–127) ➤ ☐

MEDITATION DES MONATS
Catch and Release

- einfach bequem hinsetzen, Augen schließen und entspannen
- Spruch aus der Fischerei »catch and release« auf Gedanken und Gefühle übertragen
- Gedanken und Gefühle fangen, betrachten und wieder loslassen, immer und immer wieder
- 5 Minuten üben (mit Wecker)
- nachspüren, ob Gedanken und Gefühle sich klären und reinigen konnten

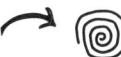

SYMBOL MEDITATIONSPRAXIS
(ZUM EINTRAGEN AUF S. 126–127) ➤ ◎

WAS GEÜBT?

△ Asana ◎ Meditation ☐ Pranayama

1	2	3	**WIE LANGE GEÜBT?**
			○ 10 Min.
		FARBEN BESTIMMEN	○ 20 Min.
			○ 30 Min.
4	5	6	7 ....
12	13	14	15 ....
20	21	22	23 ....

....

....

....

HIGHLIGHTS? WIDERSTÄNDE? WAS NEHME ICH MIT?

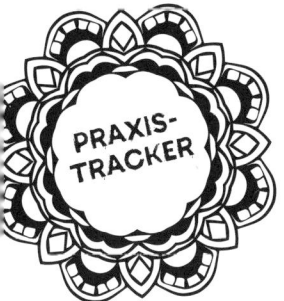

Meine Praxis

MONAT EINTRAGEN

TAG EINTRAGEN

.... | 9 .... | 10 .... | 11 ....

6 .... | 17 .... | 18 .... | 19 ....

4 .... | 25 .... | 26 .... | 27 ....

28 .... | 29 .... | 30 .... | 31 ....

Habit Tracker

WOCHENTAGE
EINTRAGEN

1 2 3 4 5 6 7 8 9 10 11 12 13 14 15 16 17 18 19 20 21 22 23 24 25 26 27 28 29 30 31

WELCHE POSITIVEN GEWOHNHEITEN/ RITUALE MÖCHTE ICH ETABLIEREN

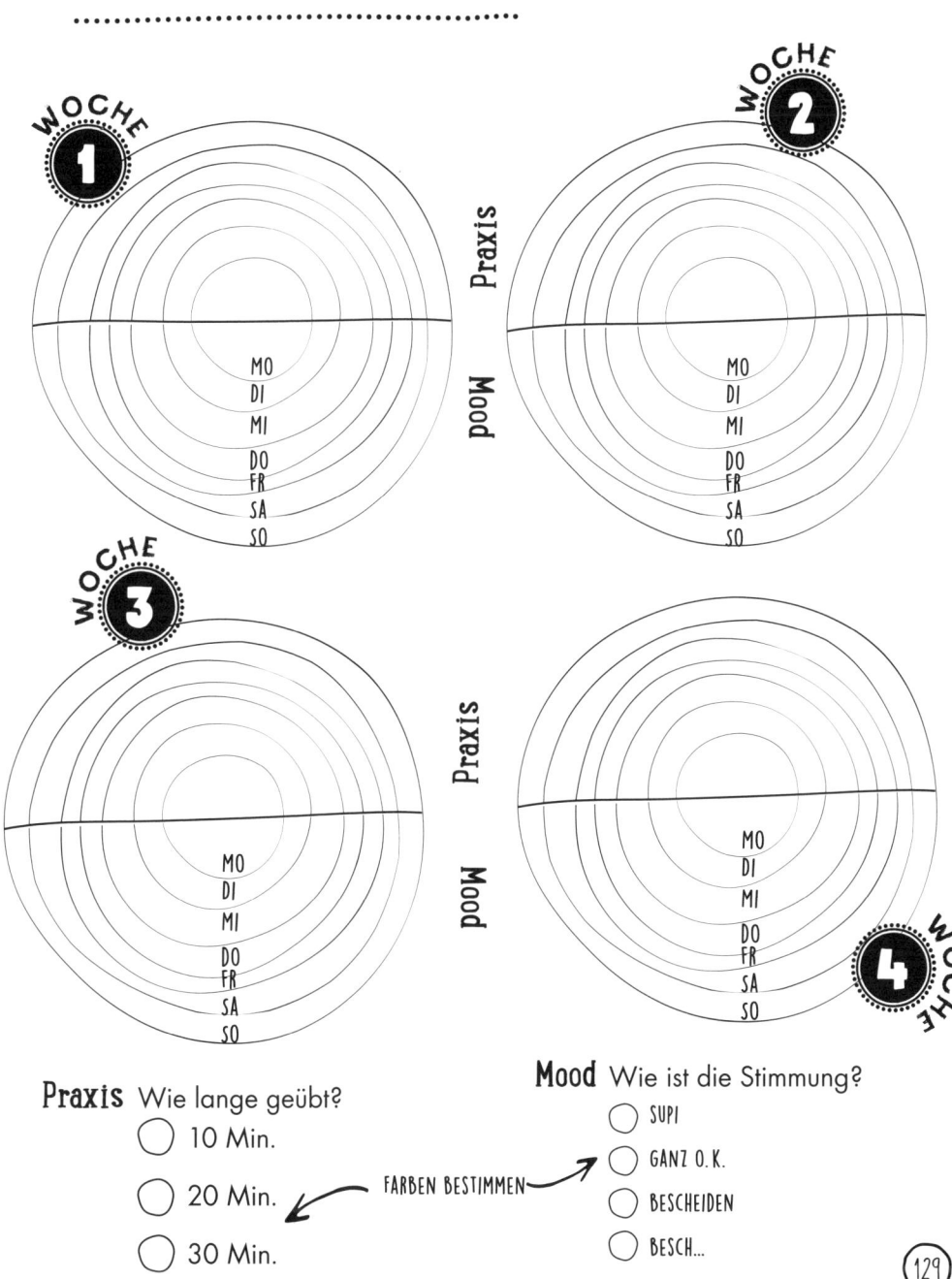

Praxis-
Mood-Tracker

WOCHE 1

Praxis

Mood

MO
DI
MI
DO
FR
SA
SO

WOCHE 2

MO
DI
MI
DO
FR
SA
SO

WOCHE 3

Praxis

Mood

MO
DI
MI
DO
FR
SA
SO

WOCHE 4

MO
DI
MI
DO
FR
SA
SO

Praxis Wie lange geübt?
◯ 10 Min.
◯ 20 Min.
◯ 30 Min.

← FARBEN BESTIMMEN →

Mood Wie ist die Stimmung?
◯ SUPI
◯ GANZ O.K.
◯ BESCHEIDEN
◯ BESCH...

129

Essgewohnheiten-
Wohlfühl-Index

DU BIST, WAS DU ISST

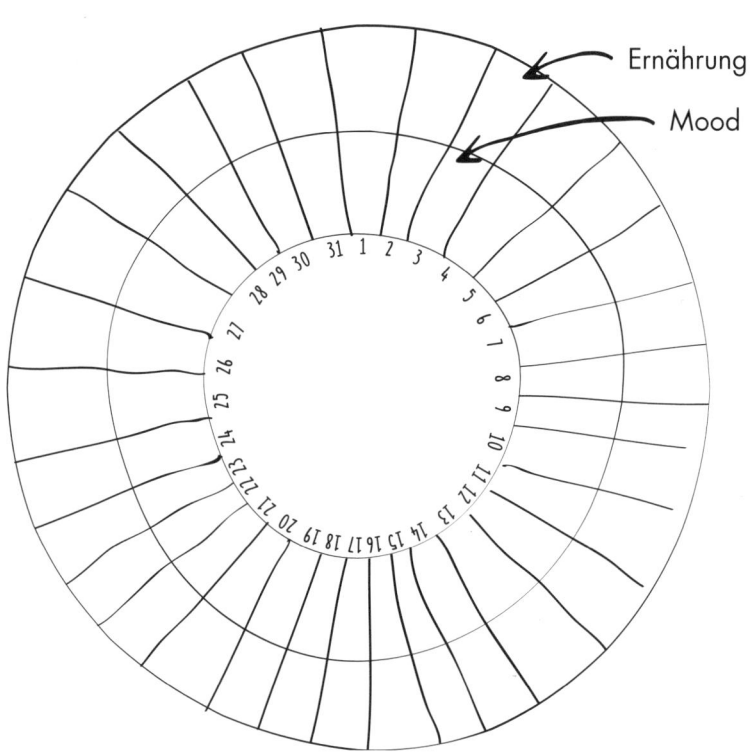

Ernährung

Mood

Wie habe ich mich gefühlt?

○ vegan
○ vegetarisch
○ pescetarisch (kein Fleisch)
○ flexetarisch (alles)
○ Junkfood/Fertiggerichte

○ großartig
○ ganz o. k.
○ ging so
○ eher schlecht
○ echt schlecht

FARBEN BESTIMMEN

Mein Monat auf einen Blick

ERKENNTNIS DES MONATS

....

....

....

....

....

....

LACHER DES MONATS

....

....

....

....

....

WIE WAR MEIN MONAT?

◯ HERVORRAGEND

◯ GANZ O.K.

◯ KÖNNTE DEUTLICH BESSER SEIN

◯ GUT, DASS ER VORBEI IST

TRAURIGER MOMENT DES MONATS

....

....

....

....

ÜBERRASCHUNG DES MONATS

....

....

....

....

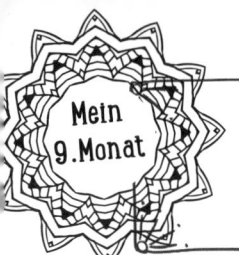

Zufriedenheit & Dankbarkeit

Wie schön wäre es doch, einfach sagen zu können: Ich bin zufrieden, mit dem, was ich bin, wie ich aussehe und was ich habe. Aber irgendwie gelingt uns das meistens nicht. Ständig regen sich neue Begehrlichkeiten in uns. Wir wollen das tolle Outfit unserer Freundin, die perfekte Asana unseres Nachbar-Yogi, das harmonische Familienleben der Nachbarn, den Erfolg des Kollegen. Dabei erzeugt der Vergleich mit anderen oft nichts anderes als ein Gefühl des Mangels, ein Gefühl, nicht zu genügen oder nicht genug zu haben. Wir sind meistens eher auf das fokussiert, was wir nicht haben, als auf das, was wir haben. Unsere ganze Wirtschaft und natürlich auch die Werbung basieren genau auf diesem Prinzip der Unzufriedenheit. Wir leiden, wenn uns etwas nicht gelingt, was einem anderen gelingt. Wir leiden, wenn wir etwas nicht haben, was andere haben und wir auch gerne hätten. Dabei können wir bewusst entscheiden, ob wir

aus dem Leid (Dukkha) heraustreten wollen. Wenn wir erkennen, dass es eine trügerische Illusion ist, unsere innere Zufriedenheit von der Erfüllung unserer Wünsche und unseren Erwartungen abhängig zu machen, sind wir einen großen Schritt auf unsere Befreiung (Mukta) zugegangen. Wir kommen dem, was der Yogi als den natürlichen Zustand bezeichnet, immer näher: zufrieden, also im inneren Frieden sein, mit dem, was ist.

Der Achtgliedrige Pfad lässt uns auch hier nicht im Stich, sondern bietet uns mit der ethischen Verhaltensmaxime Zufriedenheit (Santosha, 2. Glied, 2. Niyama) Hilfestellung, um den Schritt aus dem Leid in den inneren Frieden zu gehen. Santosha ist ein naher Verwandter von Asteya (Nicht-Stehlen) und Aparigraha (Nicht-Horten). Während Asteya die innere Haltung von Genügsamkeit und Anspruchslosigkeit kultiviert und Aparigraha dazu auffordert, nicht anzuhaften, sondern loszulassen, bringt Santosha den Aspekt der Akzeptanz und Unabhängigkeit mit ins

Spiel. Kultivieren wir Santosha, schaffen wir es zunehmend, mit den Umständen, wie sie gerade sind, mit dem, was wir haben und wie wir sind, zufrieden zu sein – sei es auf materieller, körperlicher oder intellektueller Ebene. Santosha bedeutet allerdings nicht, dass wir uns nicht mehr weiterentwickeln. Vielmehr versuchen wir, uns im Rahmen unserer Möglichkeiten zu entfalten, akzeptieren dabei aber auch die Grenzen

Frieden. Manchmal bedarf es dafür nur eines Perspektivenwechsels. »Count your blessings« – wie es so schön im Englischen heißt. Wir können es zu einem kleinen Ritual machen, unsere Segnungen aufzuzählen, um uns bewusst zu machen, was es alles an Schönem, Gutem und Positivem in unserem Leben gibt und gab. Auch und gerade in schwierigen Zeiten lernen wir durch ein solches Ritual, den Blick auf das Gefühl

NICHT DIE GLÜCKLICHEN SIND DANKBAR. ES SIND DIE DANKBAREN, DIE GLÜCKLICH SIND.

Francis Bacon

unseres Einflusses und unserer Gestaltungsmöglichkeiten. Wir bleiben also in Bewegung und versuchen durchaus aktiv auf unsere Umstände einzuwirken, machen unsere innere Zufriedenheit aber nicht von äußeren Umständen abhängig.

Dankbarkeit ist für viele der Schlüssel und auch der kürzeste Weg zu Zufriedenheit und innerem

der Fülle zu richten, auch wenn das Schicksal uns vielleicht gerade eine schwere Situation serviert. Je mehr wir uns in Dankbarkeit üben, desto mehr sehen wir, wie viele Gründe wir haben, dankbar zu sein. Wir erkennen, was alles schon da ist, und werden mit mehr Zufriedenheit und innerem Frieden belohnt. Was für ein Geschenk!

ASANA-PRAXIS
I can get satisfaction

+++ STÄRKT DEINE BEIN-, BAUCH-, RÜCKEN-, SCHULTER- UND ARMMUSKULATUR +++ ÖFFNET DAS HERZ FÜR ZUFRIEDENHEIT UND DANKBARKEIT +++ UNTERSTÜTZT DAS UMDENKEN DURCH PERSPEKTIVENWECHSEL +++ FÖRDERT DEN NATÜRLICHEN ZUSTAND DER GLÜCKSELIGKEIT +++

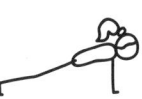

Brett

Aus Fersensitz Schultern über Handgelenke ausrichten, Arme und Beine strecken, Gewicht auf Hände und Zehen verteilen, Oberschenkel hoch, Fersen nach hinten ziehen, Bauchmuskulatur und Muskulatur zwischen Schulterblättern aktivieren, 3–5 Atemzüge.

EA = einatmen, AA = ausatmen

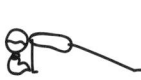

Umgekehrtes Brett

Aus Sitz mit ausgestreckten Beinen Hände hinter Gesäß aufsetzen, EA Druck in Hände und Füße, Becken und Beine abheben, Fußsohlen flach aufsetzen, Steißbein Richtung Füße ziehen, Bauch- und Beinmuskulatur aktiv, 3–5 Atemzüge.

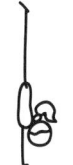

Handstand

Vor einer Wand üben, aus dem Stand nach vorn beugen, Handgelenke unter Schultergelenken ausrichten, Finger weit spreizen, EA, Gewicht auf Hände verlagern, Arme gestreckt lassen, ein Bein heben, AA, mit etwas Schwung Beine nacheinander an die Wand hochnehmen, Bauchmuskulatur aktiv, aus den Schultern herausdrücken, 3–5 Atemzüge.

Vorsicht bei Bluthochdruck

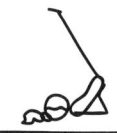

Gestützter halber Schulterstand

Aus der Rückenlage mit etwas Schwung die Beine hinter den Kopf führen, Ellbogen eng halten, mit den Händen das Becken abstützen, Beine und Körper bilden ein V, Nacken bleibt frei, ggf., eine Decke unter die Schultern legen, 5–7 Atemzüge.

Fisch

In Rückenlage Daumen unter das Gesäß legen, Beine ausstrecken, EA, Brustbein nach oben ziehen, auf die Unterarme aufstützen, AA Krone des Kopfes oder Hinterkopf absenken, Länge in der Wirbelsäule beibehalten. 3–5 Atemzüge.

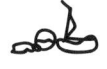

Glückliches Baby

Aus der Rückenlage EA, Beine anwinkeln, AA Außenkante der Füße greifen, Knie Richtung Boden ziehen, Unterschenkel vertikal zum Boden, ganzen Rücken und Kopf am Boden lassen, hin und her schaukeln, 5–7 Atemzüge.

SYMBOL YOGA-PRAXIS (ZUM EINTRAGEN AUF S. 136–137)

Ich bin zufrieden und im Inneren reich!

PRANAYAMA DES MONATS
Schädelleuchten

- bequem hinsetzen, Nase schnäuzen, um die Atemwege so frei wie möglich zu haben
- ein paarmal tief durch die Nase ein- und ausatmen
- moderat durch die Nase einatmen und stoßweise durch die Nase ausatmen, wie beim Schnäuzen, dabei den Bauch nach innen ziehen, Einatmung reflektorisch (automatisch) kommen lassen, wieder kraftvoll stoßweise ausatmen
- eigenen Rhythmus finden, 25-mal stoßweise ausatmen, kurze Pause, 2-mal wiederholen
- bei Schwindelgefühl pausieren oder langsamer atmen
- nachspüren, ob eine energetisierende, auffüllende Wirkung wahrnehmbar ist

SYMBOL PRANAYAMA-PRAXIS
(ZUM EINTRAGEN AUF S. 136–137)

MEDITATION DES MONATS
Count your blessings – Dankbarkeitsritual

- einfach bequem hinsetzen, Augen schließen und entspannen
- rezitieren »Ich bin dankbar für …«, »Ich bin dankbar, dass …«, »Ich bin dankbar, weil …«
- ohne Kontrolle und Reihenfolge kommen lassen, ggf. wiederholen, Dankbarkeitsstrom nicht abreißen lassen
- 5 Minuten üben (mit Wecker)
- nachspüren, ob sich ein Gefühl der Fülle, der Zufriedenheit, des inneren Reichtums einstellt

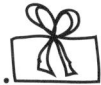

SYMBOL MEDITATIONSPRAXIS
(ZUM EINTRAGEN AUF S. 136–137)

Meine Praxis

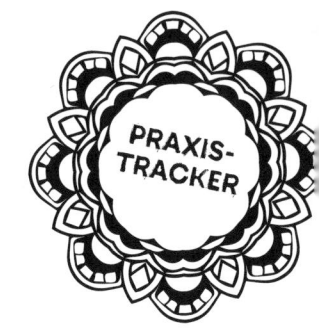

PRAXIS-
TRACKER

MONAT
EINTRAGEN →

....

TAG EINTRAGEN

4	5	6	7 ....
12	13	14	15 ....
20	21	22	23 ....
28	29	30	31 ....

WAS GEÜBT?

△ Asana ◎ Meditation ☐ Pranayama

WIE LANGE GEÜBT?

○ 10 Min.
○ 20 Min.
○ 30 Min.

← FARBEN BESTIMMEN

1	2	3 ....
9	10	11 ....
17	18	19 ....
25	26	27 ....

(partial left column: 8 .... , 6 .... , 4 ....)

**HIGHLIGHTS?
WIDERSTÄNDE?
WAS NEHME ICH MIT?**

....

....

....

Habit Tracker

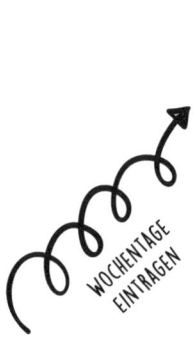

WOCHENTAGE EINTRAGEN

1 2 3 4 5 6 7 8 9 10 11 12 13 14 15 16 17 18 19 20 21 22 23 24 25 26 27 28 29 30 31

WELCHE POSITIVEN GEWOHNHEITEN/ RITUALE MÖCHTE ICH ETABLIEREN

Praxis-Mood-Tracker

MONAT + JAHR EINTRAGEN

....

Wie lange geübt?

- ◯ 10 Min.
- ◯ 20 Min.
- ◯ 30 Min.

FARBEN BESTIMMEN

Wie habe ich mich gefühlt?

- ◯ großartig!
- ◯ ganz o. k.
- ◯ ging so
- ◯ eher schlecht
- ◯ echt schlecht

FARBEN BESTIMMEN

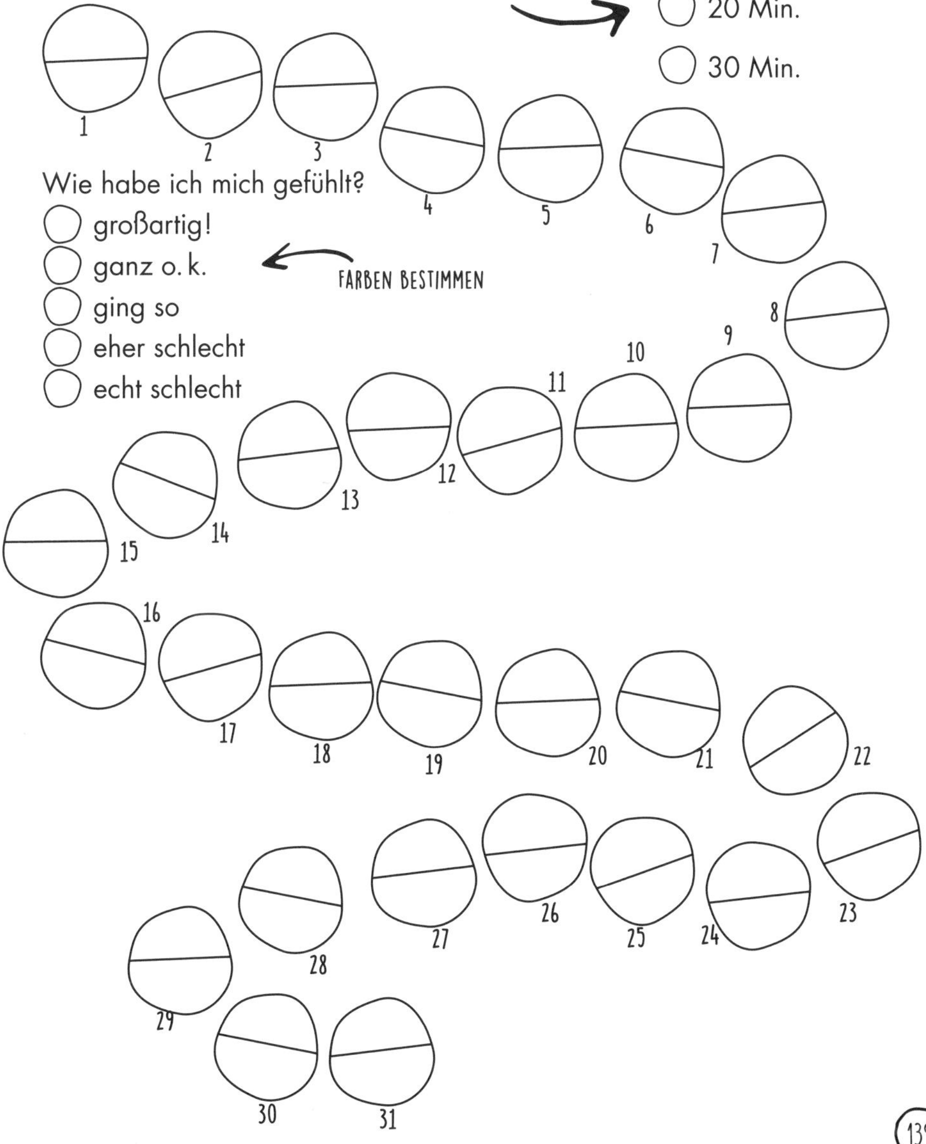
1
2
3
4
5
6
7
8
9
10
11
12
13
14
15
16
17
18
19
20
21
22
23
24
25
26
27
28
29
30
31

Perspektivwechsel

EINFACH DIE DINGE MAL ANDERS BETRACHTEN

BISLANG WAR ICH
UNZUFRIEDEN MIT ...

....

....

....

....

....

....

....

....

JETZT BIN ICH
DANKBAR FÜR ...

....

....

....

....

....

....

....

....

Mein Monat auf einen Blick

↳ TRAGE AUF SEITE 28 UND AUF SEITE 35 DEN STATUS QUO DEINER ZIELE MIT BULLETS EIN

ERKENNTNIS DES MONATS

....

....

....

....

....

....

LACHER DES MONATS

....

....

....

WIE WAR MEIN MONAT?

○ HERVORRAGEND

○ GANZ O.K.

○ KÖNNTE DEUTLICH BESSER SEIN

○ GUT, DASS ER VORBEI IST

TRAURIGER MOMENT DES MONATS

....

....

....

....

ÜBERRASCHUNG DES MONATS

....

....

....

....

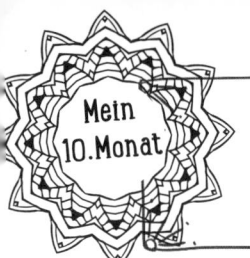

Disziplin & Leidenschaft

Die Sehnsucht nach einem erfüllten, glücklichen und freien Leben mag groß sein, aber der Weg dahin ist manchmal ganz schön beschwerlich. Wir brauchen eine große Portion Entschlusskraft und eine für uns schlüssige Motivation, um unseren Dharma, unsere Bestimmung in diesem Leben zu erfüllen. Unsere Kleshas und Samskaras begegnen uns immer wieder, und wenn wir nicht genau achtgeben, schlagen sie zu. Sie lassen uns müde, schwach und träge auf der Couch sitzen. Oder sie lassen uns verbissen, stur und starrsinnig ein Ziel verfolgen. Wir respektieren dann nicht mehr die eigenen Grenzen oder die anderer, und unsere Ängste vor Neuem oder Ungewissem schüren zudem Zweifel, die uns zwischen Optionen hin und her pendeln lassen – was uns Kräfte raubt. Wie wir alle wissen, genügen gute Vorsätze allein nicht, um ein Ziel zu erreichen. Wir brauchen also eine Kraft, die uns auf unserem Weg im positiven Sinne antreibt. Vielleicht stellt sich mittlerweile die Frage, wie wir denn unseren Dharma erfüllen sollen, wenn wir uns stetig in Zufriedenheit, Genügsamkeit, Anspruchslosigkeit und Loslassen üben? Wohnt den Yamas und Niyamas nicht eine gewisse Antriebslosigkeit inne? Mitnichten! Wir sammeln nur so wenig wie möglich negatives Karma an und fühlen uns jederzeit innerlich frei, ruhig und gelassen – komme im Außen, was da wolle. Wenn wir also die Yamas und Niyamas praktizieren, widersprechen wir nicht unserem Dharma, sondern unterstützen ihn. Aber wie?

Die Maxime Selbstdisziplin (Tapas, 2. Glied, 3. Niyama) kommt da gerade recht.

Die yogische Disziplin – nicht zu verwechseln mit der oft zitierten preußischen – entsteht aus einem »brennenden Verlangen« (tapas: Hitze), einem inneren Bedürfnis heraus. Es ist eine innere Leidenschaft, die sich in Disziplin verwandelt. Sie liefert uns den Treibstoff für unseren Weg, mag er auch noch so beschwerlich sein, versorgt uns mit frischer Energie, die uns Fähigkeiten wie Entscheidungsfreude, Ausdauer und Durchhaltevermögen ermöglicht. Wir nutzen die Kraft und Hitze des inneren Feuers, spüren hinderliche Verhaltens- und Gedankenmuster in uns auf und transformieren sie in förderliche Verhaltensweisen. Daraus entsteht Selbstdisziplin ohne Selbstkasteiung! Je mehr Disziplin wir aus unserer Leidenschaft entwickeln können, desto mehr übernehmen wir Verantwortung für das eigene Leben und Handeln. Wir haben den Mut, die Konsequenzen aus unserem Handeln zu tragen. Talent

Begeisterung, mit Üben und Wiederholen, ohne Murren und Klagen. Wir erwerben die Kompetenzen, die notwendig sind, um das Feld unseres Lebens mit Geduld bestmöglich zu bestellen. Wir gehen bewusst und achtsam an die Herausforderungen heran, und – wer weiß – vielleicht entwickelt sich ja Unglaubliches, Unvorstellbares daraus, etwas, das wir uns in den kühnsten Träumen nicht ausgemalt haben. Mit Tapas konzentrieren wir uns immer wieder auf das, was uns im Leben wichtig ist. Dabei achten und wertschätzen wir den Punkt, an dem wir sind, spielen mit unseren Grenzen, loten sie aus

Ist das Licht des Yoga einmal angezündet,
verlischt es nie mehr.
Je intensiver wir üben,
desto heller wird die Flamme leuchten.

B. K. S. IYENGAR

mag uns ein Stück des Weges erleichtern, aber vor allem ist die Bildung einer gerichteten Willensstärke und Kraft (Sankalpa Shakti) förderlich. Wir tun das, was wir tun wollen, mit Engagement, Hingabe und

und erweitern sie langsam, ohne sie jemals zu überschreiten. So wird aus Leidenschaft nicht etwas, das Leiden schafft, sondern etwas, das Transformation und Kreation ermöglicht!

ASANA-PRAXIS
No excuses!

+++ GANZKÖRPERTRAINING +++ WÄRMT UND AKTIVIERT DEN GESAMTEN KÖRPER +++ STÄRKT UND DEHNT WIRBELSÄULE UND ALLE GLIEDER, MUSKELN, SEHNEN UND BÄNDER +++ FÖRDERT DIE DISZIPLIN DURCH DIE WIEDERHOLUNGEN +++ IM FLUSS ÜBEN, EIN ATEMZUG, EINE BEWEGUNG +++

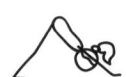

Herabschauender Hund
Füße hüftgelenk-, Hände schulterweit, Unterarme nach innen, Oberarme nach außen drehen, Ellbogenbeugen schauen sich an, Beine strecken, Steißbein und Sitzhöcker nach oben, Oberschenkel nach hinten, Fersen nach unten ziehen.

EA = einatmen, AA = ausatmen

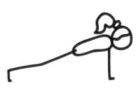

Brett
EA Schultern über Handgelenke ausrichten, Arme und Beine strecken, Gewicht auf Hände und Zehen verteilen, Oberschenkel hoch, Fersen nach hinten ziehen, Bauchmuskulatur und Muskulatur zwischen Schulterblättern aktivieren.

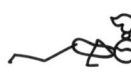

Halber Liegestütz
AA, Knie absenken, Bauchmuskulatur aktivieren, Ellbogen eng am Körper lassen und beugen, mit geradem Rücken Becken, Bauch und Brust gleichzeitig Richtung Boden absenken.

ODER mit etwas Übung: ### Ganzer Liegestütz
AA, Bein-, Bauch- und Schultermuskulatur aktivieren, Ellbogen eng am Körper lassen und beugen, mit geradem stabilem Rücken Beine, Becken, Bauch und Brust gleichzeitig Richtung Boden absenken.

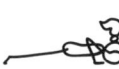

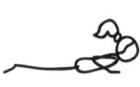

Kobra
EA, Fußspann auflegen und in den Boden pressen, Beine aktivieren, Schambein in den Boden pressen, Wirbelsäule lang ziehen und Brustbein und Oberkörper anheben, Ellbogen eng am Körper halten, Blick nach vorn ausrichten, Nacken lang

ODER mit etwas Übung: ### Heraufschauender Hund
EA, Fußspann auflegen und in den Boden pressen, Bein- und Bauchmuskulatur aktivieren, Beine und Becken komplett abheben, Arme strecken, Oberkörper mit geöffneter Brust nach hinten öffnen, Blick geht nach oben, Nacken bleibt lang.

AA in Herabschauenden Hund, → Abfolge 10–15 × wiederholen.

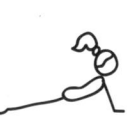

Yes, I can do it!

SYMBOL YOGA-PRAXIS
(ZUM EINTRAGEN AUF S. 146–147)

PRANAYAMA DES MONATS
10 Atemzüge zählen

- bequem hinsetzen und ein paarmal tief durch die Nase ein- und ausatmen
- 10 Atemzüge zählen: EA 1, AA 1, EA 2, AA 2, EA 3, AA 3, EA 4, AA 4, EA 5, AA 5, EA 6, AA 6, EA 7, AA 7, EA 8, AA 8, EA 9, AA 9, EA 10, AA 10
- wenn Gedanken abschweifen, von vorn anfangen
- nachspüren, wie einfach oder schwer es war und ob ein Gefühl der Disziplin wahrnehmbar ist

SYMBOL PRANAYAMA-PRAXIS
(ZUM EINTRAGEN AUF S. 146–147)

1 2 3 4 5 6 7 8 9 10

MEDITATION DES MONATS
Feuermeditation: Wofür brenne ich?

- einfach bequem hinsetzen, Augen schließen und entspannen
- vor dem inneren Auge das Bild eines Feuers visualisieren und die Frage stellen: »Wofür brenne ich?«
- Gedanken und Gefühle kommen und gehen lassen, ohne nachzudenken, ohne Einfluss zu nehmen, ohne zu beurteilen
- 5 Minuten üben (mit Wecker)
- nachspüren, ob eine Vorstellung von etwas, für das du wirklich brennst, entstanden ist

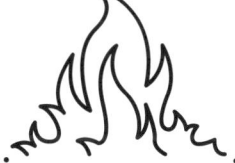

SYMBOL MEDITATIONSPRAXIS
(ZUM EINTRAGEN AUF S. 146–147)

WANN GEÜBT?

☀ morgens   ☼ abends

WAS GEÜBT?

⋀ Asana   ◎ Meditation   ☐ Pranayama

1 ….	2 ….	3 ….	**WIE LANGE GEÜBT?** ○ 10 Min. ○ 20 Min. ○ 30 Min.

FARBEN BESTIMMEN →

4 ….	5 ….	6 ….	7 ….
12 ….	13 ….	14 ….	15 ….
20 ….	21 ….	22 ….	23 ….

....

....

....

HIGHLIGHTS?
WIDERSTÄNDE?
WAS NEHME ICH MIT?

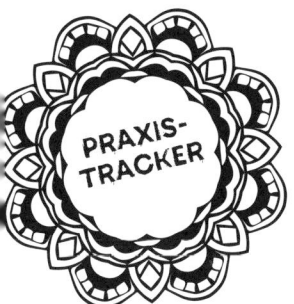

PRAXIS-
TRACKER

MONAT EINTRAGEN

TAG EINTRAGEN

8 ....   9 ....   10 ....   11 ....

6 ....   17 ....   18 ....   19 ....

4 ....   25 ....   26 ....   27 ....

28 ....   29 ....   30 ....   31 ....

Habit Tracker

WOCHENTAGE
EINTRAGEN

	1	2	3	4	5	6	7	8	9	10	11	12	13	14	15	16	17	18	19	20	21	22	23	24	25	26	27	28	29	30	31

WELCHE POSITIVEN GEWOHNHEITEN/ RITUALE MÖCHTE ICH ETABLIEREN

Praxis-
Mood Tracker

....

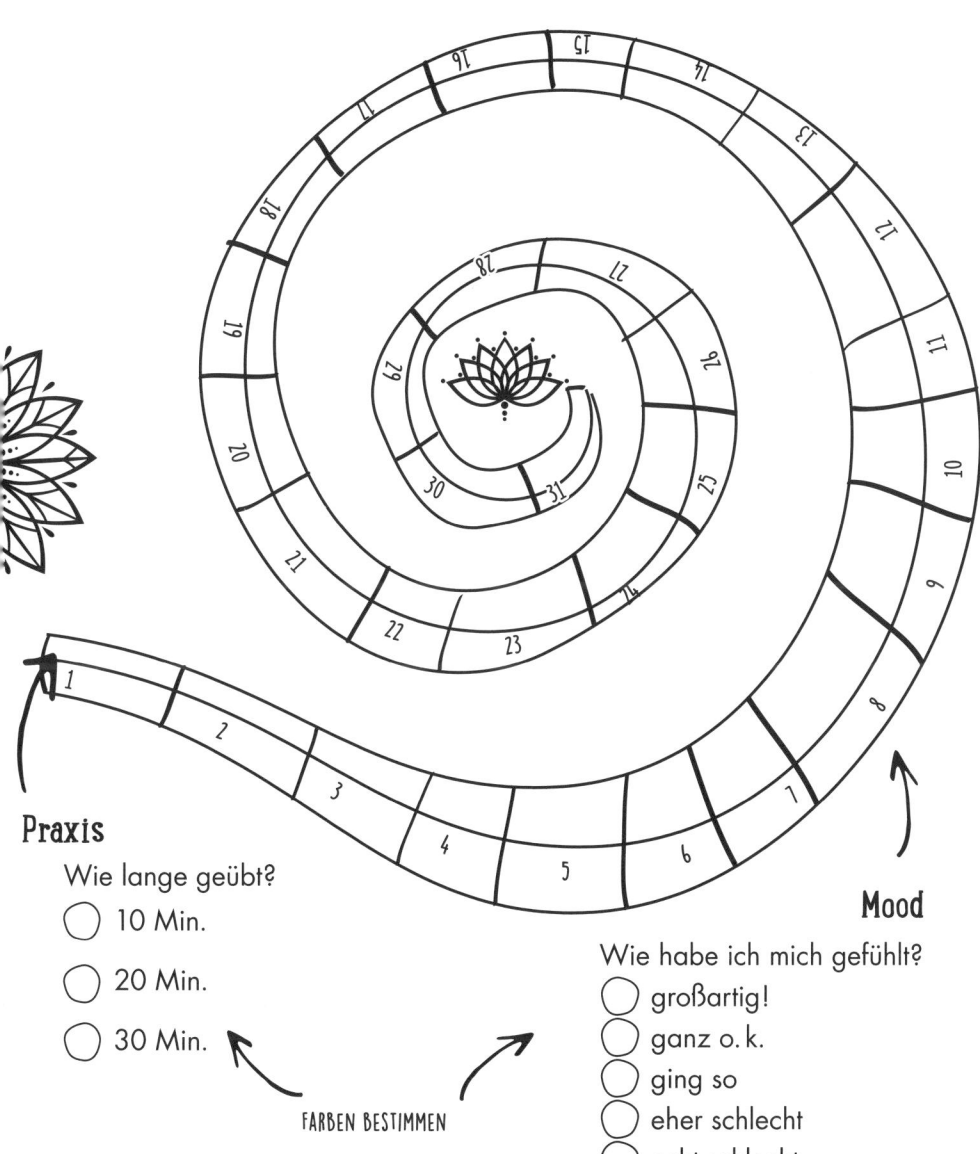

Praxis

Wie lange geübt?

○ 10 Min.

○ 20 Min.

○ 30 Min.

FARBEN BESTIMMEN

Mood

Wie habe ich mich gefühlt?

○ großartig!

○ ganz o. k.

○ ging so

○ eher schlecht

○ echt schlecht

Atem-Challenge

INNEHALTEN. DURCHATMEN. WAHRNEHMEN. FOKUS.
KONZENTRATION. WEITERMACHEN.

Wie viele bewusste Atemzüge habe ich genommen?

○○○○○○ 1	17 ○○○○○○
○○○○○○ 2	18 ○○○○○○
○○○○○○ 3	19 ○○○○○○
○○○○○○ 4	20 ○○○○○○
○○○○○○ 5	21 ○○○○○○
○○○○○○ 6	22 ○○○○○○
○○○○○○ 7	23 ○○○○○○
○○○○○○ 8	24 ○○○○○○
○○○○○○ 9	25 ○○○○○○
○○○○○○ 10	26 ○○○○○○
○○○○○○ 11	27 ○○○○○○
○○○○○○ 12	28 ○○○○○○
○○○○○○ 13	29 ○○○○○○
○○○○○○ 14	30 ○○○○○○
○○○○○○ 15	31 ○○○○○○
○○○○○○ 16	

INHALE. EXHALE. REPEAT.

Mein Monat auf einen Blick

**ERKENNTNIS DES
MONATS**

**LACHER DES
MONATS**

....

....

....

....

....

....

....

WIE WAR
MEIN MONAT?

○

HERVORRAGEND

○

GANZ O. K.

○

KÖNNTE DEUTLICH BESSER SEIN

○

GUT, DASS ER VORBEI IST

**TRAURIGER
MOMENT DES
MONATS**

**ÜBERRASCHUNG
DES
MONATS**

....

....

....

....

....

....

....

....

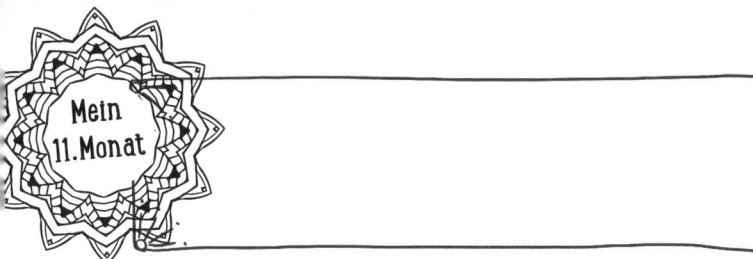

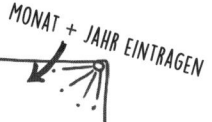
Reflexion & Selbststudium

nser trickreicher Geist, unser »Monkey Mind«, schlägt immer wieder Kapriolen. Er lässt uns immer wieder die gleichen Fehler machen und in den gleichen Denk- und Verhaltensstrukturen verharren. Warum nur? Der Geist hat einfach eine ganze Menge zu tun! Er greift auf den Fundus der Vergangenheit zurück, projiziert in die Zukunft und muss auch noch alle Impulse aus der Gegenwart verarbeiten. Dennoch können wir die Fähigkeit entwickeln, uns nicht von dem ständigen Hin und Her unseres Geistes beeindrucken zu lassen. Wie? Indem wir Mut beweisen, in die Stille zu gehen, und einmal ganz genau hinschauen, wie unser Geist funktioniert.

können uns entspannt zurücklehnen, sehen aber das Schauspiel im Gesamten und vollkommen klar. Das ist die Idee, die hinter der Maxime Selbststudium oder Selbstreflexion (Svadhyaya, 2. Glied, 4. Niyama) steht. Wir kultivieren die Fähigkeit, uns selbst in unseren Denk- und Verhaltensmustern zu beobachten. Mit ein wenig Übung erkennen wir, welchen Reiz-Reaktions-Schemata wir folgen. Nicht immer gefällt uns das, was wir sehen. Dennoch lohnt es sich, sowohl bei den Sonnen- als auch bei den Schattenseiten in uns genau hinzuschauen, denn nur dadurch haben wir die Chance auf Veränderung. Allerdings geht unser Geist lieber den bequemen und erprobten Weg, auch wenn er nicht

Mehr ist nicht zu tun, außer zu beobachten.

Eckhart Tolle

Stellen wir uns einmal vor, wir sitzen auf einer Tribüne und betrachten das Schauspiel unseres Lebens. Wir

immer der beste für uns ist. Bereits angelegte Reiz-Reaktions-Schemata lassen sich wie eine Synapsen-Autobahn schnell befahren. Wir können aus dem Stand von null auf hundert beschleunigen und wundern uns, wie wir schon wieder dort landen konnten, wo wir eigentlich gar nicht mehr hinwollten. Neue Denk- und Verhaltensmuster anzulegen ist ungleich beschwerlicher. Es ist leider so: Wir wiederholen eine Lektion, bis wir sie gelernt haben. Das Tröstliche dabei ist, dass selbst der kleinste Trampelpfad, den wir neu in unserem Geist anlegen, irgendwann zu einem leichter begehbaren Weg wird, je öfter wir ihn beschreiten. Je öfter wir uns trauen, uns selbst zu beobachten, desto klarer können wir unsere Stärken und Schwächen erkennen. Wir schauen dem Zusammenspiel unserer Antreiber und Hemmer zu, aus denen unsere Gewohnheiten und Muster entstehen. Genau dieses Lernen kann dem Schauspiel unseres Lebens eine neue Wendung geben. Genährt und unterstützt durch die anderen Glieder des Raja-Yoga, die eine Wechselwirkung untereinander haben und sich gegenseitig bedingen, fangen wir mit ein bisschen Übung an, das Drehbuch umzuschreiben. Statt uns von unseren eigenen Begehrlichkeiten, Ängsten und Zweifeln in unseren Möglichkeiten auszubremsen, lernen wir zunehmend, unser ganzes kreatives Potenzial zu entfalten. Langsam, aber sicher erweitern wir den Horizont unserer Möglichkeiten. Wir stellen fest, dass Anhaftungen, Ablehnungen und viele Ängste und Zweifel nicht übermächtig, sondern überwindbar sind. Wir werden Schritt für Schritt mutiger, fordern uns, ohne uns dabei

Das Geheimnis der Freiheit ist der Mut.

Perikles

zu überfordern. Gleichwohl sind wir wie ein Autor, der das Schauspiel seines Lebens gewissenhaft und achtsam umschreibt und neue Denk- und Verhaltensspielräume zulässt, die der Regisseur dann immer wieder einüben lässt. Dabei sind wir Zuschauer, Autor, Regisseur und Schauspieler zugleich! Wir integrieren das, was wir bei unseren Selbstbeobachtungen gesehen haben, in das, was wir von den Schriften und unseren Lehrern lernen. Das direkte Lernen von alten und neuen Meistern und Lehrern gehört auch zum ursprünglichen Sinn von Svadhyaya. Und schon kommt ein neues, deutlich entspannteres, freieres und glücklicheres Schauspiel des Lebens dabei heraus!

ASANA-PRAXIS
Sounds of Silence

+++ DEHNT GESAMTE KÖRPERRÜCKSEITE +++
SCHAFFT RAUM IM UNTEREN RÜCKEN +++
BERUHIGEND UND ENTSPANNEND +++ FÖRDERT
DIE FÄHIGKEIT, IN DIE STILLE ZU GEHEN UND
ZU BEOBACHTEN +++ HILFT, DRANZU-
BLEIBEN UND WIDERSTÄNDE ZU
ÜBERWINDEN +++

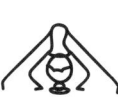

Vorbeuge in weiter Grätsche

Weite Grätsche, Außenkanten der Füße parallel zum Mattenrand, EA Rücken lang ziehen, AA aus der Hüfte nach vorn beugen, Steißbein und Sitzhöcker nach oben schieben, Kopf nach unten, Hände aufsetzen, ggf. auf Block, Rücken bleibt lang, 3–5 Atemzüge.

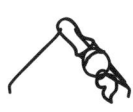

Vorbeuge über ein Bein

Schritt ca. 1 m, beide Füße und Hüften nach vorn ausrichten, EA Rücken lang ziehen, AA ganz aus der Hüfte nach unten über das linke Bein beugen, Steißbein und Sitzhöcker nach oben schieben, Hände am Boden oder auf Block aufsetzen, Rücken lang lassen, 3–5 Atemzüge, wechseln.

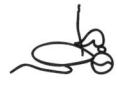

Kaninchen

Auf die Knie kommen, Po auf Fersen absenken, ggf. Decke dazwischenlegen, Stirn auflegen, Arme hinterm Rücken verschränken, Steißbein nach hinten ziehen, AA Arme Richtung Decke ziehen, 3–5 Atemzüge.

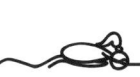

Taube

Im Sitz linkes Bein ausgestreckt nach hinten führen, rechtes Knie ohne Schmerz (!) anwinkeln, Fußspann auflegen, Hüften parallel, ggf. rechte Hüfte mit Block unterstützen, EA Rücken lang, AA nach vorn beugen, Arme entspannen, 5–7 Atemzüge, wechseln.

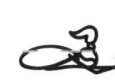

Vorbeuge

In Sitz mit ausgestreckten Beinen kommen, ggf. auf einem Kissen, Becken gerade aufrichten, Beine aktiv, EA Rücken lang ziehen, AA aus der Hüfte nach vorn beugen, unterer Rücken bleibt gerade, ggf. Beine etwas beugen, 5–7 Atemzüge.

> EA = einatmen.
> AA = ausatmen

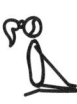

Heldensitz

Im Kniestand Füße hüftweit auseinander nehmen, Block quer zwischen die Füße legen, Gesäß auf Block absenken, Fußspann liegt auf, Füße eng an den Hüften, Hände auf Oberschenkel absenken, Augen schließen, 10–15 Atemzüge.

> Ich sehe die Dinge so, wie sie sind!

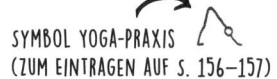

SYMBOL YOGA-PRAXIS
(ZUM EINTRAGEN AUF S. 156–157)

PRANAYAMA DES MONATS
Mondatmung

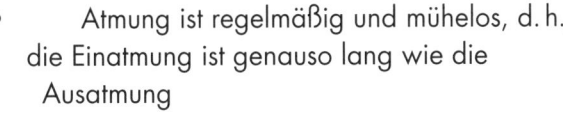

- Atmung ein paar Atemzüge beobachten
  - dann nur noch über das linke Nasenloch ein- und über das rechte Nasenloch ausatmen
    - Atmung ist regelmäßig und mühelos, d. h., die Einatmung ist genauso lang wie die Ausatmung
      - 5 Minuten (mit Wecker) nachspüren, ob du die Mondatmung als beruhigend und entspannend empfindest und ob sie dir Zugang in deine eigene Stille bietet

SYMBOL PRANAYAMA-PRAXIS (ZUM EINTRAGEN AUF S. 156–157)

MEDITATION DES MONATS
Wasser-Meditation: Auf den Grund sehen

- einfach bequem hinsetzen, Augen schließen und entspannen
- vor dem inneren Auge das Bild eines Meeres visualisieren, dessen Oberfläche durch Wellen in Bewegung ist, diese Bewegungen langsam zur Ruhe kommen lassen, klar und deutlich bis auf den Meeresgrund schauen und sehen, was es zu sehen gibt, ohne Verzerrung, ohne Trübung

SYMBOL MEDITATIONS-PRAXIS (ZUM EINTRAGEN AUF S. 156–157)

- Gedanken und Gefühle kommen und gehen lassen, ohne nachzudenken, ohne Einfluss zu nehmen, ohne zu beurteilen
- 5 Minuten üben (mit Wecker)
- nachspüren, ob eine Vorstellung von Klarheit entstanden ist

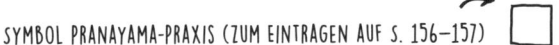

Meine Praxis

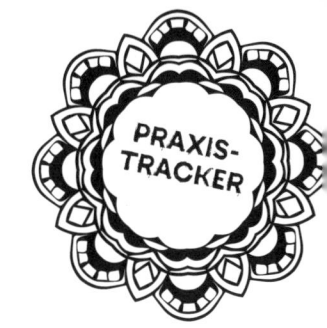

PRAXIS-TRACKER

MONAT EINTRAGEN →

....

TAG EINTRAGEN

4	5	6	7 ....
12	13	14	15 ....
20	21	22	23 ....
28	29	30	31 ....

WIE LANGE GEÜBT?

○ 10 Min.
○ 20 Min.
○ 30 Min.   FARBEN BESTIMMEN

1	2	3 ....
9	10	11 ....
17	18	19 ....
25	26	27 ....

8 ....

16 ....

24 ....

HIGHLIGHTS?
WIDERSTÄNDE?
WAS NEHME ICH MIT?

....

....

....

Habit Tracker

WOCHENTAGE EINTRAGEN

1 2 3 4 5 6 7 8 9 10 11 12 13 14 15 16 17 18 19 20 21 22 23 24 25 26 27 28 29 30 31

WELCHE POSITIVEN GEWOHNHEITEN/ RITUALE MÖCHTE ICH ETABLIEREN

Praxis-Sleep- & Mood-Tracker

WIE LANGE HABE ICH GEÜBT?

10 MIN.

20 MIN.

30 MIN.

WOCHENTAG

WIE VIELE STUNDEN HABE ICH GESCHLAFEN?

WIE IST DIE STIMMUNG?

SUPI

GANZ O.K.

BESCHEIDEN

BESCH...

1
2
3
4
5
6
7
8
9
10
11
12
13
14
15
16
17
18
19
20
21
22
23
24
25
26
27
28
29
30
31

What Is on My Mind?

WELCHER FILM, WELCHES SCHAUSPIEL, WELCHES THEATERSTÜCK SPIELT SICH IN MEINEM KOPF AB?

○ Drama   ○ Komödie   ○ Tragödie   ○ Thriller   ○ Liebesfilm   ○ Horror

FARBE BESTIMMEN
UND IN DIESER FARBE
SCHREIBEN

WOCHENTAG	WARUM?
1	
2	
3	
4	
5	
6	
7	
8	
9	
10	
11	
12	
13	
14	
15	
16	
17	
18	
19	
20	
21	
22	
23	
24	
25	
26	
27	
28	
29	
30	
31	

Mein Monat auf einen Blick

ERKENNTNIS DES MONATS

....

....

....

....

....

....

LACHER DES MONATS

....

....

....

WIE WAR MEIN MONAT?

◯

HERVORRAGEND

◯

GANZ O. K.

◯

KÖNNTE DEUTLICH BESSER SEIN

◯

GUT, DASS ER VORBEI IST

TRAURIGER MOMENT DES MONATS

....

....

....

....

ÜBERRASCHUNG DES MONATS

....

....

....

....

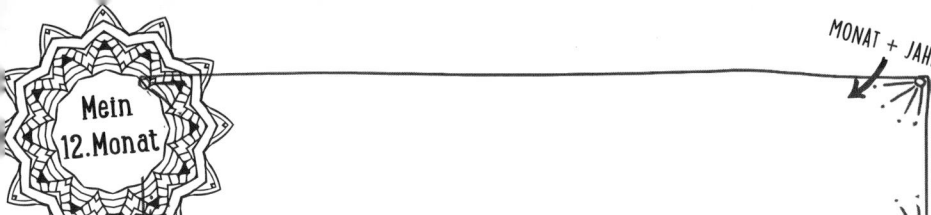
Vertrauen & Hingabe

Yoga bietet uns viele Werkzeuge und Hilfestellungen an, um unser Leben freier, glücklicher und gelassener zu gestalten. Wir können alles Mögliche tun, was in unserer eigenen Macht steht. Wir können Dinge kultivieren, die so wenig wie möglich negatives Karma produzieren. Und doch gibt es Geschehnisse und Umstände, die zumindest teilweise außerhalb unserer eigenen Macht stehen. Es gibt Zeiten des Abschieds und der Trennung von unseren Lieben, Phasen des Stresses und der Überforderung. Wie oft zwingt uns das Leben mit seinen Turbulenzen dazu, uns neu zu orientieren? Das kann irritierend und auch sehr leidvoll sein. Wie können wir nur lernen, auf den Wellen des Lebens zu surfen, anstatt uns ihnen entgegenzustemmen?

Das Vertrauen in eine höhere Kraft (Ishvara Pranidhana, 2. Glied, 5. Niyama) hilft uns, auf den Wellen des Lebens zu surfen und dabei nicht unterzugehen. Letztendlich bleibt uns auch gar nichts anderes übrig, als die eigenen Grenzen zu erkennen und zu akzeptieren, dass vieles nicht im Einflussbereich unserer Macht liegt. Ishvara Pranidhana bedeutet, dass wir uns an etwas hingeben, das größer ist als wir selbst. Wir kultivieren das Urvertrauen, dass alles irgendwie einen Sinn ergibt, auch wenn er sich uns nicht sofort erschließt. Wir sind voller Vertrauen, auch wenn wir manchmal nicht wissen, wie es auf unserem Weg weitergehen soll, und wir uns vom Leben gebeutelt oder verloren in der Welt fühlen. Ishvara Pranidhana hilft uns in Zeiten des Leids, wenn wir von Zweifel, Unsicherheit und Traurigkeit geplagt sind. Diese Art der Hingabe lässt uns wieder Zuversicht und Kraft schöpfen – welche turbulenten Wellen das Leben auch immer schlägt. Für manche lässt sich dieses Aufgehen in etwas Größerem am leichtesten in der Natur erspüren, weil diese definitiv größer ist als wir selbst. Angesichts von Naturphänomenen fühlen wir uns oft ergriffen und verbunden mit der Lebendigkeit des Seins, das uns in unserem Inneren in einem Bereich berührt, wo unser Denken nicht hinkommt. Andere finden ihr Ishvara Pranidhana in Religionen unterschiedlichster Couleur oder vertrauen sich dem Universum an. In der yogischen Philosophie geht man letztlich über die persönlichen Formen der Gottheit hinaus

Richtige und Notwendige tun – und alles andere fließen lassen. Es ist in gewisser Weise komisch, dass wir an so vielem festhalten möchten, wenn wir doch gleichzeitig wissen, dass Veränderung das einzige Beständige in unserem Leben ist. So bleibt uns nur die eine Möglichkeit: Uns der höheren Macht des Lebens hinzugeben und den Wandel und

Du kannst die Wellen nicht aufhalten. Aber du kannst lernen, auf ihnen zu surfen.

Swami Satchidananda

und sieht den Ursprung in einem alles umfassenden und durchdringenden Sein (Brahman). Dieses Absolute spiegelt sich individuell in jedem von uns und manifestiert sich als Seele oder Selbst (Atman). Mit dieser Gewissheit lässt sich leichter ertragen, dass das Leben kein langer ruhiger Fluss ist, sondern mal vor sich hin dümpelt, oder uns mal in seinen Stromschnellen davonreißt. Wir können nur eins tun: unser Leben bestmöglich für uns gestalten, alles geben, nichts zurückhalten, das für uns

die Veränderung mit offenen Armen und offenem Herzen zu empfangen. Wie alles andere auch, können wir unser Urvertrauen und unsere Hingabe an eine höhere Macht kultivieren und üben, etwa durch: Meditation in Bewegung und in Stille, Gebete und Rituale, das Chanten von Mantras oder andere Rezitationen. All dies fördert unsere Fähigkeit, uns hinzugeben und die Kontrolle aufzugeben – auf dass wir mehr und mehr voller Vertrauen sind und im Strom des Lebens mitfließen können.

ASANA-PRAXIS
You better trust!

+++ BERUHIGT UND ENTSPANNT +++ DEHNT, ÖFFNET UND STRECKT DIE KÖRPERVORDER- UND -RÜCKSEITE SOWIE DIE FLANKEN UND HÜFTEN +++ FÖRDERT DAS ULTIMATIVE LOSLASSEN VON ALLEM +++ UNTERSTÜTZT INNERE, GEISTIGE ENTSPANNUNG BEI WACHER WAHRNEHMUNG +++

Herzposition

EA aus dem Vierfußstand Hände nach vorn wandern, Hüfte über Knie ausgerichtet lassen, Wirbelsäule lang ziehen, auf Unterarme absenken und Ellbogen fassen, Stirn auf Unterarmen ablegen, Brustbein Richtung Boden sinken lassen, 5–7 Atemzüge.

EA = einatmen, AA = ausatmen

Gestreckte Brücke

In Rückenlage Füße hüftgelenkweit aufstellen, EA Becken und Rücken so hoch wie möglich heben, Hände wie Schalen unter Kreuzbein stellen oder Block unter Kreuzbein legen, Becken auf Hände oder Block absenken, Beine ausstrecken, 3–5 Atemzüge.

Liegender Twist

AA in Rückenlage linkes Bein gestreckt nach rechts führen, linke Hüfte zur Decke ausrichten, mit rechter Hand linken Fuß greifen, ggf. mit Gurt, Schultern am Boden lassen, linken Arm seitlich ausstrecken, 3–5 Atemzüge, Seite wechseln.

Ruhender Vishnu

Aus der Rückenlage auf die rechte Seite rollen, rechten Ellbogen anwinkeln, mit Hand Kopf abstützen, linke Hüfte öffnen und linkes Bein gestreckt nach oben führen, mit der linken Hand linken Fuß greifen, ggf. mit Gurt, 3–5 Atemzüge, Seite wechseln.

Hand-Fuß-Haltung liegend

In der Rücklage EA rechtes Bein angewinkelt zur Brust ziehen, mit beiden Händen den Fuß greifen, ggf. mit Gurt, AA rechtes Bein strecken, linkes bleibt aktiv, in beide Fersen schieben, gesamter Rücken am Boden, 3–5 Atemzüge, Seite wechseln.

Totenposition

In Rückenlage kommen, Beine und Füße nach außen fallen lassen, Arme mit Handinnenflächen nach oben entlang des Körpers ausstrecken, Augen schließen, Gesicht entspannen, alles schwer in den Boden sinken lassen, 5 Minuten bleiben (Wecker).

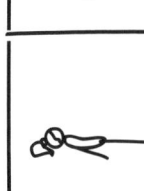

SYMBOL YOGA-PRAXIS (ZUM EINTRAGEN AUF S. 166–167)

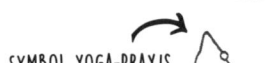

Ich begebe mich vertrauensvoll in den Fluss des Lebens!

PRANAYAMA DES MONATS
Hummel- bzw. Bienenatmung

- für einen ungestörten und unbeobachteten Moment sorgen
- im Sitzen oder Stehen Atmung ein paar Atemzüge beobachten
- wenn gewünscht, Pratyahara-Mudra anwenden: Daumen leicht an die Ohren setzen, Zeigefinger auf die Augen, Mittelfinger rechts und links von der Nase, Ringfinger auf die Lippen, kleine Finger ans Kinn
- tief einatmen und mit einem langen, sonoren Summgeräusch ausatmen, »MMMMMMM«, EA und wiederholen
- 5 Minuten (mit Wecker)
- nachspüren, ob du eine nährende, entspannende, beruhigende, Stress abbauende und Emotionen beruhigende Wirkung verspürst

SYMBOL PRANAYAMA-PRAXIS (ZUM EINTRAGEN AUF S. 166–167)

MEDITATION DES MONATS
Mantra-Meditation: »Ich bin alles, alles ist ich«

- einfach bequem hinsetzen, Augen schließen und entspannen
- laut oder leise rezitieren: EA »So Ham«, AA »Hum Sa«, EA »So Ham«, AA »Hum Sa«, EA »So Ham«, AA »Hum Sa« etc.
- Gedanken und Gefühle kommen und gehen lassen, ohne nachzudenken, ohne Einfluss zu nehmen, ohne zu beurteilen
- 5 Minuten üben (mit Wecker)
- nachspüren, ob eine Vorstellung von einer größeren Macht in dir und Einheit mit dir und allem um dich herum entstanden ist

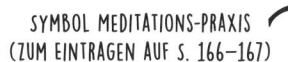

SYMBOL MEDITATIONS-PRAXIS
(ZUM EINTRAGEN AUF S. 166–167)

WANN GEÜBT?

☀ morgens ☀ abends

WAS GEÜBT?

⛰ Asana   ◎ Meditation   ☐ Pranayama

			WIE LANGE GEÜBT?
1	2	3	○ 10 Min.
			○ 20 Min.
		↗ FARBEN BESTIMMEN	○ 30 Min.
4	5	6	7 ....
12	13	14	15 ....
20	21	22	23 ....

HIGHLIGHTS?
WIDERSTÄNDE?
WAS NEHME ICH MIT?

MONAT EINTRAGEN

TAG EINTRAGEN

8 ....

9 ....

10 ....

11 ....

16 ....

17 ....

18 ....

19 ....

24 ....

25 ....

26 ....

27 ....

28 ....

29 ....

30 ....

31 ....

Habit Tracker

1 2 3 4 5 6 7 8 9 10 11 12 13 14 15 16 17 18 19 20 21 22 23 24 25 26 27 28 29 30 31

WOCHENTAGE
EINTRAGEN

**WELCHE POSITIVEN
GEWOHNHEITEN/
RITUALE MÖCHTE
ICH ETABLIEREN**

Praxis-
Mood-Tracker

PRAXIS MOOD   ERKENNTNIS

1		
2		
3		
4		
5		
6		
7		
8		
9		
10		
11		
12		
13		
14		
15		
16		
17		
18		
19		
20		
21		
22		
23		
24		
25		
26		
27		
28		
29		
30		
31		

Wie lange geübt?
○ 10 Min. ○ 20 Min. ○ 30 Min.

FARBEN BESTIMMEN

Wie habe ich mich gefühlt?
○ supi ○ ganz o.k. ○ bescheiden ○ besch…

Time-out

WIE GEHT ES MIR?

Körper	Geist	Herz

1
2
3
4
5
6
7
8
9
10
11
12
13
14
15
16
17
18
19
20
21
22
23
24
25
26
27
28
29
30
31

FARBE FESTLEGEN

KÖRPER
○ MÜDE
○ SCHMERZHAFT
○ SO LALA
○ SCHMERZFREI
○ TOPFIT
○ ...
○ ...

GEIST
○ RUHIG
○ KLAR
○ UNRUHIG
○ NERVÖS
○ MAL SO, MAL SO
○ ...
○ ...

HERZ
○ VOLLER LIEBE
○ TRAURIG
○ ZUFRIEDEN
○ DANKBAR
○ WÜTEND
○ VERÄRGERT
○ ...
○ ...

Mein Monat auf einen Blick

↳ TRAGE AUF SEITE 28 UND AUF SEITE 35 DEN STATUS QUO DEINER ZIELE MIT BULLETS EIN

ERKENNTNIS DES MONATS

....

....

....

....

....

....

LACHER DES MONATS

....

....

....

....

WIE WAR MEIN MONAT?

○ HERVORRAGEND

○ GANZ O.K.

○ KÖNNTE DEUTLICH BESSER SEIN

○ GUT, DASS ER VORBEI IST

TRAURIGER MOMENT DES MONATS

....

....

....

....

ÜBERRASCHUNG DES MONATS

....

....

....

....

End-of-the-Year

WUNSCHLISTE
(s. S. 28 & 35)

FORTSCHRITTE

Wahre Wünsche für das nächste YOGA-Jahr

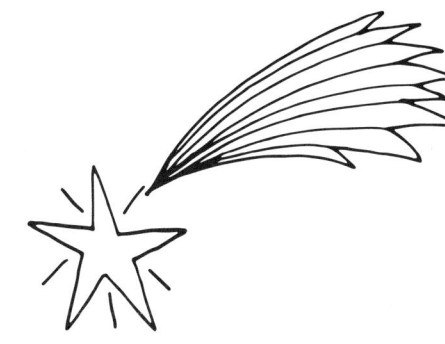

.... ◯

.... ◯

.... ◯

.... ◯

.... ◯

.... ◯

.... ◯

.... ◯

.... ◯

.... ◯

.... ◯

.... ◯

Über die Autorin

Inge Schöps ist zertifizierte Yoga-Lehrerin, Buchautorin und Mental Coach aus Köln. Sie gründete die Yoga-Community »Yoga-On« und bietet heute Yoga in Verbindung mit Coachings, Workshops und Retreats an. Besonders am Herzen liegen ihr die Yoga-On-Retreats an wunderschönen Orten wie z. B. Formentera, Mallorca oder der Nordsee. Ihr »Yoga: Das große Praxisbuch für Einsteiger & Fortgeschrittene« wurde zum Bestseller und in mehrere Sprachen übersetzt. Bevor sie zum Yoga kam, war die studierte Übersetzerin und MBA-Absolventin in diversen Führungspositionen für international ausgerichtete Verlagshäuser tätig. www.yoga-on.com

BÜCHER DER AUTORIN

Schöps, Inge:
Yoga: Das große Praxisbuch für Einsteiger & Fortgeschrittene,
Parragon 2009

Schöps, Inge und Hegre, Petter:
Yoga Pur, O. W. Barth Verlag 2015

Schöps, Inge:
Yoga for EveryBody. 44 Basic-Asanas für Einsteiger,
Knaur MensSana 2017

Schöps, Inge:
Yoga for EveryBody – Gesunder Rücken.
Die 20 wirksamsten Übungen bei Rückenschmerzen,
Knaur MensSana 2018

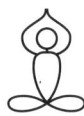